De Auto-Immuun

Paleo Methode™

Een revolutionaire benadering om ontsteking te
verlichten en uw immuunsysteem snel weer
in balans te brengen

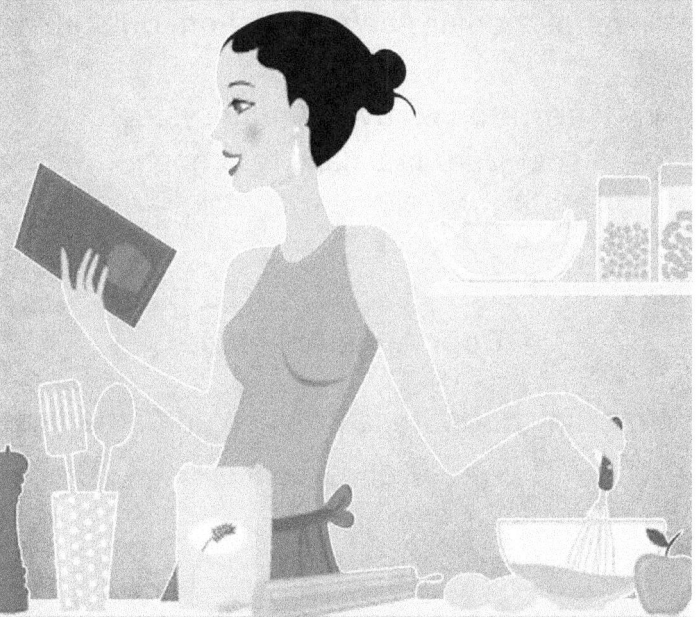

Door Anne Angelone, gecertificeerd acupuncturist

DE AUTO-IMMUUN PALEO METHODE

Een revolutionaire benadering om ontsteking te
verlichten en uw immuunsysteem
snel weer in balans te brengen.

Door Anne Angelone

Vertaling door Stella Brüggen en Catharina Delmarcel

geëvalueerd door de U.S Food and Drug Administration. Deze informatie is niet bestemd voor het stellen van een diagnose, behandelen, genezen of voorkomen van welke medische aandoening dan ook.

Om toestemming te vragen voor reproductie of voor meer informatie over auto-immuniteit, kunt u contact opnemen met:

Anne Angelone, gecertificeerd acupuncturist
Website: www.paleobreakthrough.com

Inhoudsopgave

VOORWOORD

Welkom bij de auto-immuun paleo methode. Dit boek biedt een efficiënte en hoognodige behandelwijze om auto-immuunziekten aan te pakken. Voor lezers die bekend zijn met het paleo auto-immuun protocol (A.I.P.)-dieet: de hier beschreven methode combineert een geavanceerde versie van dit dieet met beproefde remedies uit de moderne natuurgeneeskunde om patiënten (en artsen) een basis te geven voor de succesvolle behandeling van auto-immuunziekten.

De auto-immuun paleo methode gebruikt het paleo auto-immuun protocol (A.I.P.) als hoeksteen voor een effectief doe-het-zelf dieetplan dat patiënten kunnen gebruiken om auto-immuunziekte mee te behandelen. Het Paleo auto-immuun protocol dat ik in dit boek presenteer, bestaat uit een specifiek ontwikkeld eliminatiedieet, waarvan is aangetoond dat het sneller de immuniteitsbalans herstelt dan de door artsen gebruikelijk voorgeschreven diëten (zoals eliminatiediëten die veel vezels en nachtschades bevatten).

Naast het gebruik van dit geavanceerde paleo auto-immuun protocol, bespreek ik ook het kritieke belang van het gebruik van moderne natuurgeneeskunde om auto-immuunreacties en ontsteking te behandelen. Vanuit de moderne natuurgeneeskunde (Functional Medicine) komen de volgende behandelwijzen:

- het wegnemen van prikkels
- het behandelen van de onderliggende oorzaken van intestinale permeabiliteit
- het uitbalanceren van het immuunsysteem
- het genezen van infecties

Het is mijn persoonlijke overtuiging dat artsen van elke medische school, inclusief de traditionele, westerse en functionele geneeskunde, deze methode kunnen gebruiken om patiënten met auto-immuunziekten mee te behandelen. Wat betreft de algemene gezondheid van de patiënt: dit is de meest efficiënte aanpak van immuun- en ontstekingsreacties, die bij mensen met een auto-immuunziekte zo veel klachten veroorzaken.

Als het gaat om het behandelen van auto-immuunziekten zijn er geen makkelijke oplossingen. Er bestaat zeker geen universele, one-size-fits-all oplossing. Daarom is het mijn mening dat een effectieve behandeling van de patiënt stoelt op het toepassen van een individueel aangepaste versie van het protocol dat in dit boek beschreven wordt, in combinatie met natuurgeneeskunde, om een gezond en gebalanceerd immuunsysteem te handhaven.

Eén van de belangrijkste aanbevelingen in dit boek is er zorg voor te dragen dat patiënten en artsen goed begrijpen welke voeding vermeden moet worden bij het behandelen van een auto-immuunziekte . Voorbeelden hiervan zijn granen, zuivel, soja, eieren, nachtschades, noten, zaden en bepaalde oliën en kruiden. U vindt deze producten het hele boek door in detail beschreven, alsook in de lijsten van welke voedingmiddelen goed zijn en welke beter vermeden kunnen worden.

Ik ben eveneens van mening dat patiënten en artsen kritisch moeten kijken naar alle zogenaamde "veilige natuurlijke medicijnen" die vandaag de dag beschikbaar zijn, en dat men erg achtzaam moeten omspringen met immuunsysteem stimulerende kruiden die in feite meer kwaad dan goed doen bij mensen met een auto-immuunziekte.

Dus, nogmaals, welkom bij de auto-immuun paleo methode. Na de jarenlange behandeling van patiënten met een breed scala aan auto-immuunaandoeningen, heb ik dit boek geschreven in de oprechte hoop dat het kan dienen als een gids voor iedereen die een effectieve oplossing zoekt voor het behandelen van auto-immuunziekte.

INLEIDING

Als u dit boek leest, is het waarschijnlijk omdat u al maanden of misschien zelfs al jaren lijdt aan een auto-immuunziekte en u uit persoonlijke ervaring weet dat bepaalde voedingsmiddelen uw aandoening verergeren.

Zoals de meeste mensen die aan zulke aandoeningen lijden, heeft u de conventionele medicinale aanpak voor het behandelen van auto-immuunziekten al geprobeerd, maar worstelt u nog steeds met de pijn, vermoeidheid, spijsverteringsproblemen, ontstekingen en zelfs depressies die vaak een resultaat zijn van een auto-immuunziekte. U bent hoognodig toe aan iets anders.

Naarmate u verder zocht naar oplossingen, hebt u waarschijnlijk al gemerkt dat patiënten die het paleo auto-immuun protocol (A.I.P.) volgen meer afweten dan de gemiddelde arts over waarom dit protocol, of dieetsjabloon, zo veel succes oogst.

We weten bijvoorbeeld dat bepaalde voedingsmiddelen, toxines en kruiden het immuunsysteem irriteren. Wetenschappelijk onderzoek heeft aangetoond dat een verscheidenheid aan medische problemen, zoals een tekort aan voedingsstoffen, intestinale permeabiliteit (beter bekend als lekkende darm), gebreken in het methylatieproces en genetische variaties typisch zijn voor auto-immuunziekten.

Daarbij weten we dat een aantal factoren, zoals chronische stress, intestinale permeabiliteit (lekkende darm), infecties, slaaptekort en ondervoeding de oorzaak kunnen zijn van een onbalans in het immuunsysteem. In technische termen:

elk van deze factoren kan bijdragen aan het falen van de regulatorische T-cellen (de cellen die het immuunsysteem balanceren) en de disregulatie van cytokines (de cellen die iets "ontstoken" doen voelen) die uiteindelijk auto-immuunziekte tot gevolg hebben.

Het goede nieuws is, dat het onderzoek dat auto-immuniteit verbindt aan deze gezondheidsproblemen stilaan het grote publiek begint te bereiken.

Het slechte nieuws is echter dat deze informatie nog niet consistent is doorgedrongen tot alle artsen van patiënten met een auto-immuunziekte. Veel huisartsen, reumatologen, endocrinologen en natuurgeneeskundigen beschikken nog steeds niet over de meest recente informatie betreffende auto-immuniteit.

Gelukkig voorziet de auto-immuun paleo methode u van een verscheidenheid aan opties om uw auto-immuunziekte onder handen te nemen.

De auto-immuun paleo methode bestaat uit een eenvoudig maar diepgaand doe-het-zelf-plan voor het behandelen van de meeste auto-immuunziekten. Door de aanwijzingen in dit boek te volgen, kan u zelf een actieve rol spelen in het behandelen van uw auto-immuunziekte – en zelfs op een punt komen dat de ziekte in remissie gaat. Natuurlijk moeten we onder ogen zien dat er geen genezing mogelijk is voor auto-immuunziekten; als je genen eenmaal "aan" staan, gaan ze nooit meer uit. Het goede nieuws is dat de ontstekingsreactie van uw genen kan worden "gedimd" tot het punt waarop de symptomen verdwijnen, wat het doel is van de auto-immuun paleo methode. Dit is radicaal anders dan de meeste andere behandelwijzen die we tot nu toe gehoord hebben, die vaak neerkomen op "leer er maar mee te leven" of "laten we het met steroïden bombarderen."

Die antwoorden op auto-immuunziekte, die de onderliggende problemen van de ziekte onbehandeld laten, representeren het oude model. De tijd is gekomen om een nieuw model actief te omarmen – en dat is precies wat u met dit boek kunt doen.

Hoe werkt het? In de auto-immuun paleo methode leert u hoe u uw dieet kunt aanpassen om op een natuurlijke manier ontsteking te kalmeren. Tezelfdertijd zal u ook leren hoe u de onderliggende oorzaken van uw auto-immuunreacties ken opsporen en corrigeren. Wat uw dagelijkse routine betreft, zult u drie keer per dag of vaker de keuze kunnen maken om uw genezing in de hand te werken met voeding voor optimale celfunctie.

Het dieetsjabloon in dit boek is ontworpen om snel ontstekingen te remmen en intestinale permeabiliteit (lekkende darm) te genezen. Om uw immuun/ontstekingsreactie te kalmeren en uw darm de kans te geven te genezen, moet u de grootste boosdoeners onder de voedingsmiddelen (onder andere eieren, granen, alcohol, nachtschades, noten, zaden, peulen en zuivel) uit uw dieet bannen voor een periode van minstens dertig dagen.

Sommige patiënten voelen zich na minder dan dertig dagen al veel beter, anderen kiezen ervoor om het enkele maanden tot een jaar vol te houden. Onafhankelijk van hoe lang je het sjabloon volgt, het dient uiteindelijk twee doelen. Ten eerste probeert het protocol ontstekingsremmende en probiotische voeding te stimuleren, wat de darmwand ten goede komt. Ten tweede elimineert het protocol elk soort van voeding die een lage graad van immuun- of ontstekingsreacties teweeg brengt, de darmwand irriteert of schadelijke bacteriën voedt. Door deze dieetsjabloon te volgen, kunt u uiteindelijk de onderliggende oorzaken van ontsteking en auto-immuniteit elimineren en uw overactieve immuunsysteem weer in balans brengen.

Dit boek bevat onder andere een sectie over welke voeding vermeden dient te worden en welke voeding juist goed is en lekkere, eenvoudige paleo recepten om het volgen van het dieet te vergemakkelijken. Er is ook een referentielijst met websites en andere boeken voor meer informatie (en meer paleo recepten).

Naast het leren over voeding om mee te nemen in uw dieet (en voeding die irriteert en dus vermeden dient te worden), zult u kennismaken met een aantal andere belangrijke aandachtspunten wat de genezing van auto-immuunziekten betreft. Deze punten zijn onder andere:

- het opheffen van infecties in de maag
- het in balans brengen van het immuunsysteem
- het ondersteunen van het ontgiftingsproces
- het verminderen van stress
- het bevorderen van de glutathionproductie
- het bevorderen van de aanmaak van regulatorische T-cellen

Dit klinkt misschien moeilijk, vooral als u geen medische achtergrond hebt. Maar het begrijpen van het materiaal in dit boek is van kritiek belang om de aanwijzingen van uw auto-immuunziekte te ontcijferen. Onthoud dat het behandelen van uw aandoening geen soloproject is; het is zeer belangrijk om samen te werken met een arts die ervaring heeft met auto-immuunziekten en met het interpreteren van de tests die u moet doen om de

onderliggende stimulansen van uw auto-
immuunziekte te ontdekken.

EEN NIEUWE STANDAARD VOOR HET BALANCEREN VAN HET IMMUUNSYSTEEM: EEN KLINISCH MODEL VOOR AUTO-IMMUUNZIEKTE

HET BEHANDELEN VAN AUTO-IMMUUNZIEKTE MET AUTO-IMMUUN PALEO (A.I.P.) VOEDING EN FUNCTIONELE GENEESKUNDE

Op dit moment zijn we getuige van een evolutionaire verandering in het managen van chronische ziekte, vooral auto-immuunziekte. Patiënten eisen een nieuw model dat afwijkt van het "verplegen" van symptomen. In de plaats daarvan eist men een onderzoekende vorm van geneeskunde die de oorzaken van de ziekte zelf aanpakt.

De American Autoimmune Related Disease Association (AARDA) heeft berekend dat één op de twaalf vrouwen en één op de 25 mannen lijdt aan een auto-immuunziekte . Bovendien hebben meer dan 50 miljoen Amerikanen tenminste één auto-immuunziekte volgens de AARDA. Nog verbluffender is het feit dat meer Amerikanen lijden aan een auto-immuunziekte dan aan kanker en hart- en vaatziektes bij elkaar.

Deze statistieken tonen niet eens het feit dat vele patiënten tien jaar lang lijden aan "stille auto-immuniteit" (wat wil zeggen dat ze de symptomen van een auto-immuunziekte hebben zonder de vernietiging van weefsel) voordat ze daadwerkelijk worden gediagnosticeerd met een auto-immuunziekte, wat doorgaans pas gebeurt nadat de aantasting van weefsels is opgetreden. Deze beangstigende tendens moet veranderen. Het kán ook veranderen omdat we nu meer weten dan ooit tevoren over de onderliggende oorzaken van auto-immuunziekten. Lees verder om meer te leren over deze onderliggende mechanismen en hoe u die kunt bestrijden met het behulp van het paleo auto-immuun protocol (A.I.P.) en natuurgeneeskunde.

"Paleo" is de term die gebruikt wordt door wie een oerdieet volgt, gebaseerd op wat de mens at voor het tijdperk van de landbouw. Het paleo dieet is vrij van alle granen, verwerkte voeding en suikers die door het merendeel van de mensen dagelijks geconsumeerd worden. De standaard paleo dieetsjabloon wordt vaak geprezen omwille van het feit dat het de juiste voedingskeuze is om de ettelijke chronische ziekten van onze moderne wereld mee te bestrijden. Wanneer u een paleo levensstijl volgt, voelt u aan den lijven wat de voordelen van een goede voeding zijn. U wordt ook aangemoedigd ervoor te zorgen dat u genoeg slaap, beweging en ontspanning krijgt voor een optimale gezondheid, ziektepreventie en de remissie van uw ziekte.

Er is tegenwoordig een overvloed aan onderzoek beschikbaar dat de voordelen erkent van het aannemen van een eiwitrijk oerdieet als werkwijze voor het voorkomen en zelfs omkeren van allerlei soorten chronische ziektes. Paleo wetenschappers, natuurgeneeskundigen, antropologen, internisten, psychiaters, professoren in de biochemie, patiënten, eigenaren van sportscholen, bloggers die over hun ervaringen vertellen en vele anderen verkondigen allemaal dezelfde algemene boodschap. Die boodschap luidt: eet alleen wat onze voorouders zouden kunnen herkennen -want mensen varen wel bij voedingsrijke proteïnen, goede vetten en planten- en vermijd het consumeren van schadelijke voedingsmiddelen zoals suiker, graan en gehydrogeneerde groenteoliën.

Hoewel er een steeds grotere hoeveelheid informatie beschikbaar is over de onderliggende oorzaken van auto-immuunziekten, is het meestal zo dat het onderzoek ongeveer tien jaar vooruitloopt op de daadwerkelijke toepassing van deze nieuwe bevindingen. Uw reumatoloog of behandelend arts is dus waarschijnlijk niet op de hoogte van het verband tussen intestinale permeabiliteit en auto-immuunziekte tenzij hij of zij de laatste medische tijdschriften leest of conferenties bijwoont over natuurgeneeskunde zoals The Ancestral Health Symposium. Waarschijnlijk zijn ze ook niet op de hoogte van de meest recente informatie over het behandelen van auto-immuunziekten door middel van een aangepast dieet.

De auto-immuun paleo methode verschaft u belangrijke informatie over de onderliggende oorzaken van auto-immuunziekte en een helpende hand bij het volgen van een integraal, ontstekingsremmend dieet. Dit dieetplan concentreert zich op het verhogen van voeding met een hoge dichtheid aan voedingsstoffen uit planten en dieren, terwijl het tegelijkertijd kwalijke stimulansen uit de weg gaat, zoals eieren, granen, alcohol, nachtschades, zaden, noten, kruiden gemaakt van nachtschades en zaden, oliën op basis van zaden, specerijen die het immuunsysteem stimuleren, peulen en zuivel. Van al deze voedingsmiddelen is aangetoond dat zij de grootste veroorzakers zijn van een lekkende darm.

Veel mensen die een standaard paleo dieet volgen om hun auto-immuunziekte te bestrijden hebben ondervonden dat ze hun dieet nog wat verder moeten aanpassen dan het standaard paleo dieet, om tot een effectievere behandeling van hun aandoening te komen. Daarom gaat de geavanceerde methode in dit boek verder dan de basis paleo voorschriften om auto-immuunreacties een halt toe te roepen.

NATUURGENEESKUNDE

Natuurgeneeskunde is een medische aanpak die zich focust op de behandeling van de onderliggende oorzaken van ziekte. Deze aanpak is snel op weg om de nieuwe lens te worden voor patiënten en artsen om samen immuunresponsen door te beschouwen en behandelen. Natuurgeneeskundige behandelaars van auto-immuunziekte gebruiken een scala aan technieken om het systeem weer in balans te brengen en auto-immuunziekte te bestrijden, waaronder het auto-immuun dieet (A.I.P.), het 4R programma (hieronder beschreven) en veilige natuurgeneeswijzen.

In mijn praktijk als gecertificeerd acupuncturist en natuurgeneeskundige leg ik mijn patiënten uit dat natuurgeneeskunde hetzelfde is als Chinese geneeskunde plus medische laboratoriumtesten. Natuurgeneeskunde volgt de filosofie van het herstellen van de orgaanfuncties, wat een hoeksteen is van de Chinese geneeskunde, terwijl het ook gebruik maakt van de nieuwste wetenschappelijke bevindingen over hoe onze genen, omgeving en levensstijl allemaal op elkaar reageren en onze gezondheid beïnvloeden.

Patiënten met auto-immuunziekten lijden vaak aan een verscheidenheid van aandoeningen die aan de wortel van de oorzaak liggen, zoals een onbalans in hun bloedsuikerspiegel, verborgen infecties, defecten in de methylatie, darmdysbiose en tekorten aan specifieke vitaminen en enzymen. Vanwege deze onderliggende problemen moeten patiënten vaak verder gaan dan het paleo auto-immuun voedingsprotocol alleen, en is het wellicht nodig om ook aanvullende behandelingen te overwegen voor de onderliggende bijdragers aan hun auto-immuunziekte . Een gekwalificeerd natuurgeneeskundige kan u helpen met het verkrijgen van de juiste tests om de redenen van uw auto-immuunziekte grondig te onderzoeken.

HET 4R PROGRAMMA EN HET PALEO AUTO-IMMUUN PROTOCOL

In mijn eigen praktijk bestel ik regelmatig laboratoriumonderzoeken om te testen op een breed scala aan mogelijke stimulansen van auto-immuunziekte. Ik maak eveneens gebruik van het paleo auto-immuun protocol (A.I.P.), samen met acupunctuur en het 4R programma (hieronder beschreven) om het verloop van auto-immuunziekten drastisch te veranderen.

Het 4R programma, ontwikkeld door Jeffrey Bland (Remove, Replace, Re-inoculate and Repair, oftewel Verwijderen, Vervangen, Herinvoeren en Repareren) brengt onder de aandacht dat de meeste ontstekingen ontstaan in het gebied in en rondom de darmen. Het 4R programma, dat al langere tijd de basis vormt voor natuurgeneeskunde betreffende het behandelen van chronische ziektes en infectieziektes, verschilt in doelstelling niet veel van het A.I.P. Daarom werken deze twee methodes zo goed in combinatie met elkaar.

Laten we een snelle blik werpen op het 4R programma en hoe elk van de 4 "R's" gerelateerd is aan een fase van het paleo auto-immuun protocol (A.I.P.).

"Remove" betekent het verwijderen van toxines in voedingsmiddelen, van substanties die de darmwand irriteren, van voedselallergieën, voedselgevoeligheden en van schimmelinfecties, bacteriën en parasieten. Deze fase is het equivalent van de eliminatiefase van het A.I.P. In dit stadium van de behandeling is het zeker geen slecht idee om je arts of natuurkundige te vragen naar bloed- en stoelgangtesten.

"Replace" betekent het vervangen van maagzuur en spijsverteringsenzymen. Dit kan men makkelijk doen door middel van de voeding. Het kan raadzaam zijn om een beetje appelazijn te mengen met water en dat te drinken voor de aanvang van elke maaltijd die een substantiële portie eiwitten bevat. Men kan ook bittere groentes te eten, zoals andijvie en rucola, om de pariëtale cellen te stimuleren om maagzuur aan te maken. Als dit niet genoeg is, kunnen tabletten met zoutzuur (HCl) en spijsverteringsenzymen misschien helpen.

"Her-invoeren" betekent het herstellen van de goede darmflora. Veel natuurgeneeskundigen schrijven heilzame probiotische voedingssupplementen voor om de natuurlijke darmflora te bevorderen. Dit staat gelijk aan het toevoegen van gefermenteerde voedingsmiddelen in het A.I.P.

"Repareren" betekent het aanvoeren van voedingsstoffen om de slijmwand van de darm te herstellen en de immuunfunctie van de darmen te ondersteunen. Dit komt overeen met de aanbevelingen van het A.I.P. om beenderbouillon en orgaanvlees te nuttigen. Het kalmeert en geneest de darmwand en zorgt tegelijkertijd voor adequate voeding voor een efficiënt immuunsysteem. Deze specifieke aanbeveling volstaat voor veel patiënten; anderen moeten echter misschien supplementen als glutamine, zink, l-carnosine, glycine en DGL toevoegen voldoende voordeel te ondervinden.

Natuurgeneeskundige behandelaars die de behandelprincipes van het 4R programma hebben toegepast, zijn getuige geweest van het snelle herstel van hun patiënten. Het testen op overgevoeligheden voor voedingsstoffen, lekkende darm, kruisreagerende proteïnen, onbalans in de bloedsuikerspiegel, bloedarmoede, gebrek aan vitamine D, bijniervermoeidheid, defecten in de methylatie, auto-antilichamen en gastro-intestinale en andere infecties, is één van de meest efficiënte manieren geworden om de onderliggende oorzaken van auto-immuunziekten te achterhalen.

NUTRITIONELE EPIGENOMICA

Nutritionele epigenomica oftewel voedingsgenomica is een boeiende onderzoeksrichting die bestudeert hoe voeding en voedingsstoffen de ontstekingsreacties van de genen kunnen reguleren en zo de ontsteking kunnen doen stoppen. Onderzoekers hebben aangetoond dat specifieke voedingsstoffen het knopje van bepaalde genen aan of uit kunnen zetten. De technische term voor het onderdrukken van de inflammatoire genexpressie via bepaalde voedingsstoffen is DNA methylatie. Onderzoek wijst uit dat een goede methylatie kan worden ondersteund door het nemen van de juiste hoeveelheden foliumzuur, vitamine B6 en vitamine B12.

Natuurgeneeskundigen gebruiken nutrigenomica om chronische ziektes mee te behandelen. Het is zelfs zo dat veel concepten van nutrigenomica lijken op wat u zult vinden in het Paleo auto-immuun protocol (A.I.P.). Volgens de behandelaars van nutritionele epigenomica moeten we eten op een manier die onze genen het beste tot uiting brengt. Voor onze genen is het veel beter om voedingsrijke, onverwerkte, hele voedingsmiddelen te eten in plaats van bewerkte producten die ons ten eerste niet voldoende voeding bieden en ten tweede de immuun- en ontstekingsreactie in ons lichaam voortdurend aanwakkeren.

Voor iedereen die lijdt aan een auto-immuunziekte is het eerste doel van de behandeling het onderdrukken van de ontstekingsreactie. Als we weten hoe we deze reactie kunnen "uitzetten" op het niveau van onze genen (door het precies op de juiste manier voeden van het epigenoom, het

gebied vlak boven de genen waar het uitwisselen van voedingsstoffen kan voorkomen) kunnen we de best mogelijke genexpressie doen optreden en daardoor een gezonder, minder ontstoken leven lijden.

Nutritionele epigenomica houdt zich tevens bezig met de genetische variaties zoals mutaties en kleine plaatselijke receptordefecten in onze genen, die Single Nucleotide Polymorphisms (SNP's) genoemd worden, wat hogere doses van bepaalde voedingsstoffen of vitaminen kan vergen. Nu blijkt dat SNP's veel voorkomen bij patiënten met een auto-immuunziekte en dat er testen zijn om er achter te komen wat iemands specifieke SNP's zijn, evenals persoonlijke supplementen die hierbij kunnen helpen. Een voorbeeld van een nuttig testlaboratorium hiervoor is "23andMe".

Naarmate de onderzoekers specifieke voedingstekorten blijven ontdekken, evenals mogelijke SNP's, zullen we een steeds groter begrip opbouwen van het belang van de dichtheid van voedingsstoffen wat betreft de immuunfunctie en zal men gepaste therapeutische supplementdoseringen vinden die een dieet kunnen aanvullen.

Omdat het paleo auto-immuun protocol het eten van voedingsstofrijke biologische groentes, orgaanvlees en vlees van dieren met vrije uitloop aanmoedigt, is het A.I.P. een goed beginpunt voor het toevoegen van meer van deze methylatiefactoren in het dieet. Sommige patiënten zullen moeten overwegen om het basis Paleo dieet aan te vullen met nog andere belangrijke methylatiefactoren. Door het vinden van de juiste combinatie van ontstekingsremmende voeding en supplementen die effectief ontsteking tegengaan, wordt het voor u mogelijk om op een veilige en efficiënte manier uw ziekte te dimmen en misschien zelfs in remissie te doen gaan. Het effect is bewezen!

VIJF SNELLE TIPS VOOR HET STOPPEN VAN AUTO-IMMUUNREACTIES

Patiënten die hun auto-immuunreacties een halt willen toeroepen moeten bederven worden in de volgende vijf zaken:

1. Het herkennen en verwijderen van dieet gerelateerde, omgeving gerelateerde en emotionele stress stimulansen.
2. Het actief werken aan het herstel van intestinale permeabiliteit (lekkende darm).
3. Het verminderen van de inflammatoire genexpressie.
4. Het opbouwen van de regulatorische T-cellen
5. Het aanvullen van tekorten aan glutathion en micronutriënten.

Het is belangrijk dat u een geschikte arts vindt om u te begeleiden bij deze vijf stappen.

AUTO-IMMUUN REACTIESTARTERS

De opmerkelijke toename van auto-immuunziekten is zonder twijfel te wijten aan de dramatische toename van moderne omgeving gerelateerde stimulansen (immuun activerende voeding en chemicaliën) die leiden tot permeabiliteit van het barrièresysteem (met name lekkende darm) en de weg vrijmaken voor een verscheidenheid aan auto-immuunziekten. Wanneer we het betrekken op auto-immuunziekte is het duidelijk dat toxines in het voedingspatroon de grootste omgeving gerelateerde triggers zijn voor intestinale permeabiliteit.

Voor iedereen met een auto-immuunziekte zijn de eerste stappen het elimineren van alle bekende ontsteking veroorzakende voeding, het oplossen van dysbiose en SIBO (lees verderop in dit boek verder over deze aandoeningen), het oplossen van infecties en het helen van de slijmwand van de dunne darm (het herstellen van een lekkende darm). Al deze dingen zullen enorm helpen bij het verminderen van de ontsteking en het in balans brengen van het immuunsysteem.

Naast het dieet, en afhankelijk van hoe u reageert op de aanvankelijke behandeling, is het ook raadzaam om andere significante triggers van immuunziektes in het oog het houden, onder andere gifstoffen in uw omgeving, stress, slaaptekort, verstoring van het bioritme, slechte spijsvertering, infecties, hormonale onbalans, slechte regulatie van de bloedsuikerspiegel en micronutriënt-tekorten.

LEKKENDE DARM?
WAT BETEKENT DAT?

Intestinale permeabiliteit, of lekkende darm, refereert aan de opening van de slijmwand in de dunne darm waardoor gist en bacteriën terecht komen in de ingewanden en bij het immuunsysteem. Recente ontdekkingen op het gebied van immuniteit bevestigen dat bepaalde voeding en bacteriën de slijmwand van de darm kunnen irriteren en zo bijdragen aan zowel intestinale permeabiliteit (lekke darm) als aan de auto-immuunreactie, die de meeste patiënten meestal ervaren als een plotselinge opflakkering , aanval of verslechtering van de symptomen.

Wanneer u de oorzaken van uw auto-immuunaandoening begint te onderzoeken, zult u opnieuw moeten beschouwen hoe slecht verteerd voedsel de darmwand blijft irriteren, gist en bacteriële overgroei voedt, en de aanmaak van antilichamen stimuleert. Omdat 80% van het immuunsysteem zich in de darm bevindt, is het belangrijk dat u weet (als u dat niet al deed) dat een gezonde spijsvertering van het allergrootste belang is met betrekking tot het behandelen en helen van auto-immuunziekten.

Hoewel uw arts er misschien niet van gehoord heeft, wordt in de wetenschappelijke literatuur een lekkende darm al vele jaren geassocieerd met auto-immuunziekte. Het boeiende is dat we nu een beter begrip beginnen te krijgen van hoe een lekkende darm het kanaal is waardoor onze genen met voeding/toxines kunnen in aanraking komen en auto-immuunreacties doen ontstaan.

Hoewel het fenomeen van een lekkende darm al vanaf de vroege jaren '90 bekend is bij de "integratiegeneeskunde", wordt het nu pas, eindelijk, een gebezigde term vanwege de recente wetenschappelijke validatie van intestinale permeabiliteit als onderliggende voorwaarde voor de auto-antilichaamreactie die optreedt bij coeliakie. Of, anders gezegd, het is enkel en alleen door een lekkende darm dat stimulansen van buiten het lichaam (in dit geval gluten) kunnen reageren met onze genen. Deze nieuwe informatie verbreedt de beschouwing van lekkende darm als voorwaarde voor alle auto-immuunreacties die ons bekend zijn. Volgens Dr. Alessio Fasano van het Maryland Center for Celiac Research speelt lekkende darm een cruciale rol bij de inwerkingtreding van de meeste auto-immuunziekten.
Intestinale permeabiliteit is gevonden bij iedere auto-immuunzieke die tot nu toe onderzocht is (ongeveer 30%).

Lekkende darm is gevonden bij de volgende auto-immuunziekten: de ziekte van Bechterew (spondylitis ankylopoetica), apthous stomatitis, autisme, auto-immuun gastritis, auto-immuun hepatitis, de ziekte van Behçet, coeliakie, depressie, dermatitis herpetiformis, type 1 diabetes, eczeem, migraine bij kinderen en Hashimoto's hypothyreoïdie. Lekkende darm wordt ook vaak gevonden bij gevallen van astma, psoriasis en bijna alle vormen van idiopathische juveniele artritis.

Wanneer we kijken naar de groeiende wetenschappelijke informatie die de verbinding tussen lekkende darm en auto-immuunziekten aantoont, is het genezen van een lekkende darm misschien wel de sleutel tot het stoppen van de voortzetting van auto-immuniteit.

HOE WEET IK OF IK LEKKENDE DARM SYNDROOM HEB?

Tegenwoordig kun je een bloedtest doen bij het bedrijf Cyrex Labs (in de V.S.) om erachter te komen of je lekkende darm hebt. Er zijn ook een aantal duidelijke indicatoren van lekkende darm zoals winderigheid, een opgeblazen gevoel, slechte spijsvertering, meerdere voedselgevoeligheden, buikpijn en ontstekingen. Sommige minder duidelijke tekenen van lekkende darm zijn een verminderde helderheid van geest (ook wel "brain fog" genoemd), hoofdpijn, depressie, allergieën, eczeem, pijn in het lichaam en vermoeidheid.

Het genezen van lekkende darm is absoluut een prioriteit voor iedereen die lijdt aan een auto-immuunziekte . Lees het volgende deel van het boek om de meest voorkomende stimulansen van lekkende darm te ontdekken zodat u weet wat u moet vermijden om de gezondheid van uw darmen te optimaliseren en uw auto-immuunziekte te verbeteren.

OORZAKEN VAN LEKKENDE DARM

VOEDINGSPATROON

De meeste mensen noemen een slecht voedingspatroon als oorzaak van intestinale permeabiliteit en terecht, want veel "populaire" voedingsmiddelen kunnen de darm beschadigen.

Met name gluten worden geassocieerd met schade aan de darmwand.

Andere voedingsmiddelen die bijdragen aan lekkende darm zijn: lectines (die voorkomen in noten), bonen, aardappelen, tomaten, aubergine, pepers, pindakaas, sojaolie en andere industriële zaadoliën.

Zuivel, saponine, bewerkt voedsel, toegevoegde suikers, alcohol en fast food zijn ook veelvoorkomende boosdoeners.

MEDICATIE

Het risico op lekkende darm kan vergroot worden door bepaalde geneesmiddelen zoals corticosteroïden, antibiotica, maagzuurremmers, NSAID's, en bepaalde medicatie tegen artritis. Wees u ervan bewust dat sommige vormen van medicatie gluten gebruiken als vulstof.

INFECTIES

Een overgroei van H. pylori (een bacterie die in de maag voorkomt) kan ook lekkende darm en maagzweren tot gevolg hebben. Overgroei van andere schadelijke bacteriën (SIBO), gistinfecties, parasitaire infecties en intestinale virussen kunnen ook lekkende darm veroorzaken.

STRESS

Chronische stress verhoogt het bijnierhormoon cortisol, wat de darmwand aantast en bijdraagt aan lekkende darm.

HORMONALE ONBALANS

Een gezonde darm is afhankelijk van hormoonspiegels. Lekkende darm kan het resultaat zijn van te weinig of ongebalanceerde oestrogeen, progesteron, testosteron of schildklierhormonen.

AUTO-IMMUUNZIEKTE S

We nemen vaak aan dat lekke darm bijdraagt aan auto-immuunziekten zoals Hashimoto's hypothyreoïdie, reumatische artritis of psoriasis. Hoewel dit waar is, kunnen ook andere factoren een auto-immuunziekte stimuleren, zoals blootstelling aan giftige stoffen of stress. In deze gevallen kan het behandelen van auto-immuniteit een strategie zijn voor het behandelen van lekkende darm.

INDUSTRIEEL VERWERKTE VOEDING

Lekkende darm kan deels worden toegeschreven aan een verscheidenheid van methodes die gebruikt worden in de voedselverwerkingsindustrie, zoals de deamidatie van tarwe om het oplosbaar te maken, het bij hoge temperatuur verwerken van suikers (glycatie) en het toevoegen van overbodige suikers aan verwerkte voedingsmiddelen.

VITAME D DEFICIËNTIE

Voldoende vitamine D is van vitaal belang bij een goede gezondheid en helpt de darm intact te houden.

SLECHTE GLUTATHIONSTATUS

Glutathion is het belangrijkste antioxidant van het lichaam en is noodzakelijk voor het beschermen en herstellen van de darmwand. Een slecht voedingspatroon en ongezonde leefstijl putten de voorraad glutathion uit.

Omdat alle bovengenoemde stimulansen de slijmwand van de darm aantasten en leiden tot auto-immuunreacties, worden patiënten aangemoedigd om stress te verminderen, hun hormoonspiegel in balans te brengen, SIBO en dysbiose op te lossen, voedselallergieën te vermijden en het immuunsysteem te moduleren.

Het doel van ieder behandelplan is het elimineren van de oorzaken van lekkende darm, het genezen van dysbiose en het herstellen van een gezonde intestinale barrière. Door deze dingen te doen, raakt u op de goede weg om systemische ontstekingsreacties te verminderen, die uw auto-antilichamen in werking stellen en uw auto-immuunziekte veroorzaken.

IMMUNOGENE OF ALLERGENE VOEDSELGEVOELIGHEDEN

Als u lijdt aan een immunogene reactie op een bepaald voedingsmiddel, betekent dat dat u gevoelig bent voor dit middel maar niet per se allergisch. Dit type reactie wordt veroorzaakt door een ontstekingsreactie van een lage graad, ook wel een IgG reactie genoemd, die een deel van het immuunsysteem activeert maar geen IgE allergische reactie of anafylactische schok als gevolg heeft.

Dit type reactie in uw immuunsysteem kan veroorzaakt worden door verschillende voedingsmiddelen, zoals gluten, zuivel, maïs, soja en nachtschades. Met een "smeulende" en onontdekte IgG reactie in combinatie met lekkende darm, verhoogt de kans op een auto--antilichaamreactie omdat uw immuunsysteem nu in een "alarmfase" zit om soortgelijke proteïnen zo snel mogelijk te kunnen aanvallen.

OMGEVING GERELATEERDE TOXINES

In onze omgeving worden we voortdurend omringd door toxines. Van sommige van deze toxines is het bekend dat ze de barrières van de darmen beschadigen. Het aanvullen van glutathion, de primaire antioxidant van het lichaam, is een manier om uw defensies op te bouwen tegen gifstoffen vanuit de omgeving.

We leren steeds meer over hoe een immuunreactie op de blootstelling aan chemische stoffen kwetsbare patiënten vatbaar kan maken voor auto-immuunreacties, zelfs nadat de chemische toxine is verwijderd.

Vanuit technisch standpunt komt dit door de activering van Nucleaire Factor Kappa Bèta (een krachtige proteïne die ontstekingsgenen "aanzet"). Wanneer NFKP is geactiveerd, zullen vervolgens TH17 en IL17 geactiveerd worden, en zal de ontsteking ongecontroleerd doorzetten. Om deze immuunreactie door chemische blootstelling dus af te remmen, moeten we denken in termen van een immuun-vereffening (meer TH3, minder TH17, waardoor NFKB gekalmeerd wordt voor een uitgebalanceerde immuniteit). Dit betekent kort gezegd het verwijderen en vermijden van de stimulansen van TH17, waaronder chemische blootstelling.

Naast de lijst met voeding om te vermijden en infecties, dienen enige chemische blootstellingen in uw omgeving ook verwijderd te worden; dit kan zich bijvoorbeeld vertalen in het gebruik van plastic waterflesjes die bisfenol bevatten en het drinken uit plastic koffiebekertjes.

Verzeker u er ook van dat uw voedselbronnen schoon en biologisch zijn, vermijd genetisch gemodificeerde voeding, gehybridiseerde voeding, chemische producten voor de veeteelt, giftige schoonmaakmiddelen, farmaceutische middelen, aflatoxinen (mycotoxinen) van bewaard voedsel, benzeen uit sigarettenrook en verkeersuitstoot, parabenen in make-up, enzovoort.

Als uw conditie op enkel het paleo protocol niet verbetert, moet u de mogelijkheid overwegen dat andere dingen, zoals de chemische blootstellingen die hier genoemd worden, uw auto-immuunreactie zouden kunnen veroorzaken. Hier is het opnieuw van groot belang om te overleggen met een natuurgeneeskundige of arts die de relevante tests kan bestellen bij Cyrex Labs.

De volgende samenstellingen kunnen oxidatieve blootstelling van de barrièresystemen van het lichaam tot gevolg hebben, die op hun beurt kunnen leiden tot verminderde gezondheid van de darmwand, longen en hersenen.

- Benzeen
- Cadmium
- Pesticiden
- PCB
- Straling
- Bisfenol A
- Isocyanaten
- Parabenen
- Brandvertragende middelen

VERDERE BELANGRIJKE VEROORZAKERS VAN ONTSTEKING EN AUTO-IMMUUNREACTIES

SIBO EN DYSBIOSE

Bij het omgaan met een auto-immuunziekte is het belangrijk om overgroei van gist, bacteriën en parasieten te identificeren en te bestrijden, aangezien ook die de immuun/ontstekingsreactie kunnen aanwakkeren. Door deze stimulansen te verminderen en de intestinale barrière te repareren zult u de auto-immuunreacties die zich buiten de darmen voordoen (bijvoorbeeld op de huid, in de gewrichten, schildklier en hersenen) ook reduceren.

Dysbiose slaat op een overgroei van gist, bacteriën en/of parasieten die in het maag---darm systeem voorkomen. Dit is normaal gesproken toe te schrijven aan een overmatige inname van suiker en geraffineerde koolhydraten, gecombineerd met antibioticagebruik in het verleden.

Small Intestine Bacterial Overgrowth (SIBO), een overgroei van bacteriën in de dunne darm, wordt tegenwoordig beschouwd als een belangrijke doch vaak niet onderkende oorzaak van IBS (Irritable Bowel Syndrome, prikkelbare darmsyndroom). SIBO kan de oorzaak zijn van misselijkheid, winderigheid, een opgeblazen gevoel, diarree en/of constipatie. Bacteriële toxines van SIBO kunnen de opname van voeding vermoeilijken en resulteren in een tekort aan bepaalde voedingsstoffen, het slecht opnemen van vetten, voedselintoleranties, een slecht functionerend verteringssysteem, lekkende darm, en auto- antilichaamreactie (uw auto-immuunreacties en weefselvernietiging).

WAARDOOR WORDT BACTERIËLE OVERGROEI VEROORZAAKT?

Het volledige maag-darmkanaal bevat bacteriën, zowel goede als slechte. De dunne darm bevat andere bacteriën dan de dikke darm. Bij SIBO bevat de dunne darm te veel bacteriën die lijken op de bacteriën die in de dikke darm voorkomen en niet in de dunne darm zouden mogen leven. Deze bacteriële overgroei consumeert vervolgens suikers en koolhydraten, wat resulteert in de productie van gassen.

FODMAP malabsorptie, onvoldoende voedingsvezels, hypochlorhydria (een tekort aan maagzuur) en een tekort aan enzymen van de alvleesklier kunnen allemaal leiden tot een slechte vertering bij vatbare mensen. Hierdoor worden koolhydraten maar deels verteerd en deze onverteerde koolhydraatresten voeden op hun beurt de bacteriën in de dunne darm. Bacteriële endotoxines (lipopolysacchariden) dragen verder bij aan lekkende darm en aan het vuur van ontsteking dat in het lichaam gedoofd moet worden.

HET SIBO-DIEET

Veel mensen voelen zich beter na het volgen van een maandlang dieet zonder zetmeel om SIBO te bestrijden, hoewel er op dit moment geen wetenschappelijk bewijs is om deze aanpak te bevestigen. Ik zou aanraden om eerst te beginnen met het auto-immuun paleo dieet in dit boek. Als u daarna nog steeds symptomen vertoont die SIBO zouden kunnen suggereren, dan is het wellicht het overwegen waard om de volgende zetmeelproducten dertig dagen te vermijden:

Pastinaken, zoete aardappelen, koolrabi, okra, bataten, taro's, bakbanaan, artisjokken, lotuswortel, cassave, manioc, tapioca, yucca.

In sommige gevallen is het aangewezen om antibiotica en/of botanische antimicrobiële stoffen (dysbiotica) te gebruiken in combinatie met extra zoutzuur (HCl) en supplementen ter ondersteuning van de spijsvertering om deze aandoening te behandelen.

Stel uw arts altijd op de hoogte als u deze symptomen ervaart en om die reden uw dieet aanpast. Als u deze aanpak geprobeerd heeft en u ondervindt nog steeds symptomen, dan kunt u uw arts om een definitieve test voor SIBO te vragen of naar een andere diagnose zoeken om uw aandoening op gepaste wijze te behandelen.

SNELLER HERSTELLEN: ONDERSTEUN UW IMMUUNSYSTEEM

VERDER GAAN DAN TH1 EN TH2

De natuurgeneeskundige aanpak om auto-immuunziekte te behandelen focust op het identificeren van redenen waarom het immuunsysteem uit balans is en probeert vervolgens die balans te herstellen. In wetenschappelijke termen kijken we naar de balans van de twee kanten van het immuunsysteem, bekend als TH1 en TH2.

TH1 is de pro-ontsteking kant van het immuunsysteem; het reageert onmiddellijk op een indringer in het lichaam. TH2 is de kant van het immuunsysteem die anti ontsteking is. Na een verlate reactie produceert TH2 antilichamen om de indringer te bestrijden. Deze antilichamen oormerken de indringer zodat het immuunsysteem sneller kan reageren bij een volgende invasie. Bij een gezond persoon werken deze twee systemen in balans. Bij iemand met een auto-immuunziekte is één van deze systemen dominant geworden.

Deze onbalans tussen TH1 en TH2 is inherent aan auto-immuunziekten. Met het paleo auto-immuun protocol gebruiken we een veilige methode om de balans te helpen herstellen, de ontsteking te remmen, en auto-immuunziekte de baas te worden.

DE NIEUWE IMMUUNSPELER: TH17

Recente studie wijst uit dat TH17 een belangrijke derde speler in het immuunsysteem is. Wanneer deze op de juiste manier actief is, speelt TH17 een vitale rol in het afweersysteem. Wanneer deze echter overactief is, wordt het een factor die bijdraagt aan auto-immuunziekten en chronische ontstekingsziektes.

Vanuit een wetenschappelijk standpunt wordt TH17 geactiveerd bij IL 6, wat toeneemt bij een lage bloedsuikerspiegel en een hoog niveau van stress (ook psychologische en emotionele). Als TH17 is geactiveerd zal het IL 17 vergroten, wat Nucleaire Factor Kappa Beta activeert. NFKB wordt ook geactiveerd door lekkende darm, dysbiose, SIBO, overgevoeligheid voor bepaalde voeding, stress en virussen. Dit kan allemaal een rol spelen bij het stimuleren van auto-immuunaandoeningen.

HOE KAN IK BEGINNEN DE ONTSTEKING TE VERMINDEREN?

Uw leefstijl aanpassen met een geavanceerd paleo dieet is de eerste stap op weg naar het verminderen van de ontsteking. Afhankelijk van de oorzaak van de aandoening is het misschien ook noodzakelijk om enige supplementen te nemen om de cyclus van ontsteking te doorbreken en uw gezondheid een positieve impuls te geven. Lees deze sectie van het boek als u dieper wilt ingaan op de wetenschap van epigenetica om ontsteking te verminderen.

1. Genexpressie veranderen via methylatie

De wetenschap van de epigenetica leert ons dat we allemaal voorgeprogrammeerd zijn wat onze genomen betreft. Hoewel we onze genomen niet kunnen veranderen, kunnen we dat wel doen met onze epigenomen (het epigenoom is het gedeelte vlak boven het gen waar het methylatieproces plaatsvindt).

Methylatie is een biochemisch proces dat helpt bij het herstellen van het DNA aan dit kruispunt van het epigenoom, waar voedingsstoffen onze genen ontmoeten en er mee communiceren. Tegenwoordig weten we dat DNA-methylatie een belangrijke rol speelt bij epigenetische genregulatie en het behandelen van auto-immuunziekten.

De belangrijkste boodschap hier is dat het mogelijk is om ontsteking te controleren op het niveau van het epigenoom via methylatie, door zeker te stellen dat we de voedingsstoffen hebben om inflammatoire genexpressie het zwijgen op te leggen. Dat wil zeggen: als de juiste nutriënten voorradig zijn, zullen ontstekingsmechanismen in de genen gekalmeerd worden en zal het niet komen tot een auto-immuunreactie.

We weten ook dat veel patiënten met auto-immuunziekte genetisch voorgeprogrammeerd met defecten methylatoedefecten en dat het voor hen aan te raden is om supplementen te nemen van bepaalde vormen van folaat, vitamine B6 en vitamine B12 om de methylatie te bevorderen.

Wanneer het lichaam niet de juiste voeding krijgt om het methylatieproces te ondersteunen, wordt het moeilijk om de ontstekingsmechanismen in de genen effectief te kalmeren.

Maar hoe ondersteun je methylatie? Om te beginnen kunt u elke dag een groene smoothie maken en donkere bladgroenten eten, beide zijn goede bronnen van de voedingsstoffen nodig voor een adequate methylatie. Voor sommigen is het verstandig om specifieke nutriënten te slikken zoals methylfolaat (5-MTHF), methyl B6 (P5P) en methyl B12. Deze specifieke vormen van vitamine B zijn niet alleen goed voor de methylatie, maar helpen ook met het verhogen van de glutathionproductie van het lichaam. Wees u er echter van bewust dat niet iedereen methylvormen van vitamine B kan gebruiken en dat het in dat geval kan baten om bijvoorbeeld hyroxy B12, adenosyl B12 en/of cyano B12 in te nemen. Om er achter te komen welke vormen van vitamine B het meest geschikt zijn voor u, kan u een Single Nucleotide Polymorphisme (SNP) analyse laten uitvoeren met als vertrekpunt een 23andMe test.

2. Nucleaire Factor Kappa Bèta het zwijgen opleggen

Nucleaire Factor Kappa Bèta (NFKB) is een DNA transcriptiefactor die pro-inflammatoire genexpressie stimuleert. Anders gezegd: als NFKB geactiveerd is, ervaren we ontsteking.

NFKB kan geactiveerd worden door lekkende darm, darmdysbiose, SIBO, voedselgevoeligheden, stress, blootstelling aan chemicaliën en virussen. Dit kan weer leiden tot een vergroting van de expressie van pro-inflammatoire genen, waardoor de productie van inflammatoire cytokines toeneemt die de ontsteking bevorderen.

Met de hulp van natuurgeneeskundige behandelingen kunnen we de stimulansen van de ontstekingsreactie ontwortelen door de eliminatie van slecht verteerde proteïnen, het aanpakken van dysbiose en SIBO, het vechten tegen infecties en het herstellen van een lekkende darm. We kunnen NFKB ook moduleren door middel van botanica zoals curcumine.

3. Regulatorische T-cellen en zelftolerantie bevorderen

Het ondersteunen van regulatorische T-cellen (ook bekend als TH3-cellen) is waarschijnlijk het beste wat u kunt doen voor een immuunsysteem dat uit balans is. Deze cellen houden alle facetten van het immuunsysteem in balans door de activiteit van TH1, TH2 en TH17 te reguleren. Als de T-cellen niet goed functioneren, kan het immuunsysteem uit balans raken en dat kan ontstekingen en auto-immuniteit in de hand werken.

Als uw immuunsysteem ontregeld raakt vanwege problemen met T-cellen, gaat het weefsel zichzelf aanvallen. Dit is de basisdefinitie van auto-immuniteit en heeft te maken met een verlies van tolerantie tegenover lichaamseigen cellen. Het bevorderen van de regulatorische T-cellen is een manier om de eigen tolerantie te herstellen en balans aan te brengen in het immuunsysteem.

Farmaceutische bedrijven spenderen miljoenen dollars aan het ontwikkelen van medicijnen die regulatorische T-cellen stimuleren. Hopelijk zullen deze producten in de toekomst nuttig blijken voor de behandeling van auto-immuunaandoeningen. Er is ook hoopgevend onderzoek gedaan naar lage doses naltrexon (LDN) om regulatorische T-cellen te ondersteunen.

U kunt nu reeds beginnen met het remmen van de ontsteking op een veel natuurlijkere manier. Begin met het paleo auto-immuun plan en bespreek met een arts of natuurkundige die hiervan op de hoogte is wat uw opties zijn betreffende het reguleren van het immuunsysteem en het bevechten van ontsteking in uw lichaam.

HET BELANG VAN GELUKKIG ZIJN

Er wordt vaak gezegd dat geluk de sleutel is van het leven. Wel, het is aangetoond dat gelukkig zijn ook een factor kan zijn in uw gezondheid wat betreft auto-immuunziekten.

Tegenwoordig wordt onderkend dat regulatorische T-cellen receptoren hebben voor vitamine D, glutathion en endorfine. Dus hoewel het paleo auto-immuun dieet op zichzelf al een krachtig middel is, is het slechts een onderdeel van een groter protocol voor het stoppen van auto-immuunreacties.

De belangrijkste boodschap van dit hoofdstuk is dat geluk een belangrijke rol speelt in uw algemene gezondheidstoestand. Meer plezier hebben zou voor iedereen een prioriteit moeten zijn! Vaker lachen, afspreken met vrienden en zelfs grappige filmpjes kijken zou ertoe kunnen bijdragen dat uw T-cellen zich vermeerderen en uw stress verlaagd wordt.

Op een wetenschappelijke manier gezegd: TH3>TH17=gebalanceerde immuunfunctie.

VITAMINEN, VOEDING EN SUPPLEMENTEN VOOR IMMUUNREGULATIE

ONDERSTEUNING VAN MICRONUTRITIE

Volgens onderzoekster dr. Sarah Ballantyne hebben patiënten met een auto-immuunziekte meestal tekorten aan vitaminen A, B, C, D, E, K, zink, koper, ijzer, magnesium en selenium, evenals tekorten aan CoQ-10, Omega 3 vetzuren, glycine en vezels. Omdat deze allemaal van kritiek belang zijn voor het goed functioneren van het immuunsysteem, is één van de doelen van het eiwitrijke paleo auto-immuun dieet het een goede voorraad van deze vitaminen en mineralen aan te leggen vanuit de voeding die u binnenkrijgt.

Omdat we tegenwoordig weten dat het bouwen van regulatorische T-cellen één van de belangrijkste dingen is die u kunt doen voor uw immuunsysteem, gaan we kijken naar de voornaamste vitaminen en supplementen om regulatorische T-cellen te ondersteunen:

- Vitamine D
- Visolie, EPA/DHA

- Zuivelvrije probiotische stammen
- Vitamine A
- Glutathion

VITAMINE D

Vitamine D is de hoeksteen van een goede gezondheid.

Onderzoek wijst echter uit dat veel mensen niet genoeg van deze belangrijke vitamine opnemen uit enkel zonlicht en voeding. In de samenleving van vandaag brengen veel mensen hun leven binnenshuis door, dragen ze zonnebrandcrème wanneer ze buiten zijn en eten ze geen voeding die rijk is aan vitamine D.

Het wordt geschat dat meer dan 40 procent van de algehele bevolking (en 60 procent van de kinderen) een tekort aan vitamine D heeft. Factoren als overgewicht, ouder worden en leven op het noordelijk halfrond dragen aantoonbaar bij aan het risico op een tekort aan vitamine D.

Als u lijdt aan een auto-immuunziekte of een andere chronische aandoening kunt u uw vitamine D-voorraad (Cholecalciferol) en daarmee uw T-celproductie ondersteunen en ziekte de baas worden en voorkomen. U kunt vitamine D binnenkrijgen door middel van supplementen, hoewel ik u aanraad in dat geval eerst het vitamine D-gehalte in uw bloed te laten testen. U kunt vitamine D ook op een natuurlijke manier opnemen uit levertraan, haring, forel, zalm, heilbot, paddenstoelen, runderlever en zonlicht.

VISOLIE, EPA/DHA

Omega 3 vetzuren ondersteunen ook de aanmaak van regulatorische T-cellen. Naast visoliecapsules kunt u uw inname van Omega 3 ook aanvullen met zalm, sardientjes, tonijn, makreel en vlees van grasgrazende dieren.

PROBIOTICA

Probiotica helpen bij het aanvullen van de darmflora. Naast het aanvullen van uw dieet met zuivelvrije probiotica, kunt u uw goede darmflora aanvullen met de consumptie van zuurkool, kokosyoghurt, kimchee, kombucha en kokoskefir.

VITAMINE A

Vitamine A vindt men in lever, zoete aardappelen, wortels, donkere bladgroente, muskaatpompoen, pompoen en levertraan.

GLUTATHION

Glutathion is het voornaamste antioxidant van ons lichaam. Het is nodig voor het beschermen en repareren van de darmwand. Hoewel ons lichaam uit zichzelf glutathion aanmaakt en hergebruikt, kan een moderne leefstijl ons systeem zwaar taxeren en onze voorraad van deze vitale stof uitputten. Als ons glutathiongehalte laag is, is ons lichaam kwetsbaarder voor ziektes en beschadigingen.

Het is de taak van glutathion om cellen te beschermen, of dat nu is tegen een auto-immuunziekte , tegen slaaptekort of tegen de giftige ingrediënten in afwasmiddelen en wasverzachters. Een gezond glutathiongehalte vermindert uw kans op het ontwikkelen van een chronische of auto-immuunziekte , evenals voedselallergieën of overgevoeligheid voor chemische stoffen.

Voeding die rijk is aan zwavel, zoals knoflook, uien, broccoli, boerenkool, spruitkool, wilde kool, spruitjes, prei, bieslook, mosterdgroenten, avocado, bloemkool, zoete aardappelen en waterkers kunnen helpen bij het vermeerderen van glutathion. Het baden in Epsom-zouten wordt ook aangeraden. Sporten is eveneens goed voor glutathion, dus let er op dat u dagelijks genoeg aerobische beweging krijgt, zoals wandelen en dat u twee of drie keer per week aan krachttraining doet. Eén van de belangrijkste manieren om uw gehalte van glutathion op peil te houden is het verminderen van stress op uw lichaam.

Glutathion als supplement wordt niet goed opgenomen door het verteringsstelsel. Gelukkig functioneren verschillende voedingsstoffen als bouwstenen voor glutathion en kunnen ze helpen bij het opbouwen en hooghouden van het gehalte ervan zowel binnen als buiten de cellen. De voedingsstoffen hieronder behoren tot de meest efficiënte om de aanmaak glutathion (onze belangrijkste antioxidant) te bevorderen, waardoor regulatorische T-cellen ondersteund worden en het immuunsysteem in balans komt:

- N-Acetyl Cysteïne
- Alfa liponzuur
- L-glutamine
- Mariadistel
- Tijgerkruid (Centella Asiatica)
- Selenium
- Vitamine C
- B6 folaat
- B12

Deze krachtige botanische middelen, vitamines en samenstellingen werken allemaal aan de ondersteuning van de functie van regulatorische T-cellen. Het is ook nuttig om nadruk te leggen op de volgende voedingsbronnen voor de optimale gezondheid van uw immuunsysteem.

Bronnen van Vitamine B6: varkensvlees, mosterdgroenten, kool, prei, knoflook, tonijn, kabeljauw, kalfslever, snijbiet, kalkoen, zalm, bloemkool, boerenkool, broccoli.

Bronnen van B12: runderlever, mosselen, forel, zalm, lam, heilbot, garnalen en vlees van grasgrazende runderen.

Bronnen van Vitamine C: sinaasappelen, clementines, kiwi, guave, tijm, peterselie, boerenkool, mosterdgroenten.

Bronnen van Selenium: kabeljauw, garnalen, zalm, tonijn en kleine paddenstoelen.

Bronnen van L-glutamine: rundvlees, kip, vis en beenderbouillon.

Bronnen van alfa liponzuur: orgaanvlees, zoals hart, lever en nieren, broccoli en spinazie.

Glutathion is extreem belangrijk voor de gezondheid. Daarom is het van uiterst belang dat u zich bewust bent van hoe u de uitputting van deze stof kunt voorkomen, en dat u doet wat u kunt om uw glutathiongehalte hoog te houden.

STRATEGIEËN OM EEN GLUTATHIONTEKORT TE VOORKOMEN

Omdat glutathion zo'n belangrijke factor is bij gezondheid, geef ik hier enkele strategieën om uw glutathiongehalte te boosten.

- Ontdek uw voedselintoleranties en verwijder die voeding uit uw dieet. U kunt het geavanceerde paleo auto-immuun protocol gebruiken, wat in essentie een eliminatiedieet is, of een laboratoriumtest, om u te helpen bepalen welke voeding uw immuunsysteem irriteert of veel vergt van uw glutathionvoorraad.

- Houd u aan het paleo auto-immuun dieetsjabloon. Bewerkte voeding en fastfood bevat chemische additieven, genetische modificaties, antibiotica, hormonen, teveel suiker en andere ingrediënten die de glutathionvoorraad uitputten en uw lichaam onder druk zetten.

- Zorg dat u genoeg slaapt. Slaaptekort is een grote stressfactor voor het lichaam. Als u een probleem hebt met slapen, is dat vaak de oorzaak van andere problemen.

- Houd uw auto-immuunziekte onder controle. Een auto-immuunziekte of chronische ziekte (zoals Hashimoto's hypothyroïdie, reumatische artritis of diabetes) houdt uw immuunsysteem op de turbostand en beschadigt weefsels, wat glutathion kost.

- Minimaliseer uw blootstelling aan toxines en vervuilers. Veel alledaagse omgevingschemicaliën zijn giftig voor het lichaam. Deze stoffen zitten in shampoo, verzorgingsproducten, poetsmiddelen, tuiniersproducten, enzovoort. Er zitten al genoeg vervuilers in onze lucht en ons water. Minimaliseer uw blootstelling aan deze schadelijke substanties in uw huis.

- Minimaliseer uw blootstelling aan EMFs. Elektromagnetische velden (EMFs) zijn een bron aan "elektrische vervuiling". Mobiele telefoons, computers, Wi-Fi en andere elektronica zetten het lichaam onder druk.

- Vermijd roken, drinken, te hard trainen en medicatie.

Elke ontsteking in het lichaam doet een extra beroep op glutathion. Daarbij wordt NFKB geactiveerd, waardoor we systematisch ontstoken raken en induceerbare stikstofoxide synthetase (iNOS) "aan" wordt gezet. Dit leidt tot weefselschade en meer ontstekingen en eist nog meer glutathion.

DE AANVOER VAN STIKSTOFMONOXIDE ONDERSTEUNEN

Wanneer NFKB is geactiveerd, zet de systemische ontsteking de induceerbare stikstofoxide synthetase (iNOS) aan, waardoor het weefsel beschadigd wordt en er nog meer ontsteking ontstaat. De volgende natuurlijke substanties kunnen helpen bij het remmen van de ontsteking en het weefselherstel faciliteren, wat leidt tot een verminderde behoefte aan glutathion.

- Huperzine A
- Vinpocetine
- Adenosine
- Alfa-Ketoglutarisch zuur
- L Acetylcarnitine

GIDS VOOR KRUIDEN EN SUPPLEMENTEN

Tegenwoordig weten we dat bepaalde kruiden, botanica en supplementen het immuunsysteem misschien juist negatief stimuleren bij iemand met een immuunziekte.

Het is daarom zeer belangrijk dat u zich bewust bent van de mogelijk kwalijke effecten van het gebruik van bepaalde "immuun-stimulerende" ingrediënten in supplementen, zoals maitake paddenstoelen en zelfs citroenbalsem die in veel supplementen tegen slapeloosheid zit. U moet ook goed kijken naar de vulstoffen in veel "natuurlijke" supplementen en medicijnen. Veel daarvan bevatten gluten.

Helaas zijn er veel goedbedoelende artsen die auto-immuunpatiënten behandelen, maar niet genoeg afweten van de immuun-stimulerende eigenschappen van botanica en zelfs van het eten dat ze aanraden. Het is natuurlijk van belang dat u de etiketten zorgvuldig leest, om zeker te zijn dat u niet per ongeluk iets neemt wat immuun-modulerend of immuun-stimulerend werkt, zoals Echinacea purpurea extract, astragalus, ashwaganda, bèta glucanen, chlorella, cafeïne, koffie, golden seal, druivenpitextract, lycopene, zouthoutwortel (behalve DGL), Melissa officinalis (citroenbalsem) Maitake, pycnogenol, genisteïne, pijnschorsextract, panax ginseng, quercetine, Shiitake, spirulina en bast van de witte wilg.

De tabel in dit deel geeft aan welke supplementen het beste effect hadden bij de behandeling van mijn auto-immuunpatiënten.

Over het algemeen raad ik Apex supplementen aan, die zijn samengesteld door Dr. Datis Kharrazian. Dr. Kharrazian is een uitstekend natuurgeneeskundig docent en de auteur van twee zeer informatieve boeken, "Why Do I Still Have Thyroid Symptoms When My Blood Tests Are Normal?" en "Why Isn't my Brain Working?" Deze boeken zijn het lezen waard voor iedereen die meer wil weten over een auto--immuunaandoeningen .

Ik heb door de jaren heen ook goede resultaten geboekt met de producten van Metagenics. Metagenics is opgezet door Dr. Jeffrey Bland, een docent en pionier in het veld van voedingsonderzoek voor het managen van chronische ziektes.

BELANGRIJKE WAARSCHUWING: Ik heb een aantal supplementen van beide producenten gebruikt om patiënten met een auto-immuunziekte met succes te behandelen. Elke patiënt is echter anders, en bepaalde supplementen zijn misschien niet geschikt voor elke patiënt met een auto-immuunziekte . In mijn praktijk houd ik mijn patiënten goed in de gaten, ben ik me bewust van de toestand van hun immuunsysteem, en kan ik gepaste supplementen aanraden die voor hun situatie geschikt zijn. Het is altijd belangrijk om deze supplementen te gebruiken onder begeleiding van een geoefend arts die weet hoe uw immuunsysteem in elkaar zit, wat er zich in uw darmen afspeelt, de gepaste laboratoriumtesten afgenomen heeft en u kan helpen te begrijpen welke supplementen het beste werken om uw auto-immuunaandoening te genezen.

De auto-immuun paleo methode gids voor kruiden en supplementen

Ondersteuning voor Regulatorische T-cellen			
Product	**Fabrikant**	**Product**	**Fabrikant**
Omegagenics EPA/DHA	Metagenics	AC glutathione	Apex Energetics
Ultra Flora Plus DF	Metagenics	Strengtia	Apex Energetics
D3 5000	Metagenics	Liqua-D	Apex Energetics
Glutaclear	Metagenics		Apex Energetics

Algemene Ondersteuning van Vitaminen	
Product	**Fabrikant**
Metagest	Metagenics
Metazyme	Metagenics

Algemene GI-ondersteuning			
Product	**Fabrikant**	**Product**	**Fabrikant**
Metagest	Metagenics	Super Digestzyme	Apex Energetics
Metazyme	Metagenics	HCL Prozyme	Apex Energetics
Zinlori	Metagenics	Gastra ULC	Apex Energetics

Methylering en Detox--ondersteuning			
Product	**Fabrikant**	**Product**	**Fabrikant**
Actifolate	Metagenics	AC Glutathione	Apex Energetics

| Folapro | Metagenics | | |

Bijnierondersteuning			
Product	**Fabrikant**	**Product**	**Fabrikant**
Cortico B5, B6	Metagenics	Corticozyme	Apex Energetics

Ontsteking Verminderen			
Product	**Fabrikant**	**Product**	**Fabrikant**
Omegagenics EPA/DHA	Metagenics	Nitric Balance	Apex Energetics
Inflavonoid	Metagenics	AC Glutathione	Apex Energetics

Ondersteuning van de Hersenen			
Product	**Fabrikant**	**Product**	**Fabrikant**
Omegagenics DHA 600	Metagenics	Acetyl Ch	Apex Energetics
St. John's Wort with Folate and B12	Metagenics	Neuro Flam NT	Apex Energetics

DE SHORTLIST VAN SUPPLEMENTEN OM AUTO-IMMUUNREACTIES TE KEREN

De supplementen die in dit deel zijn opgenomen staan op mijn "shortlist" van botanica die ik mijn auto-immuunpatiënten aanraad. Voor specifieke productnamen kunt u de tabel hierboven bekijken.

ONDERSTEUNING VAN REGULATORISCHE T-CELLEN

EPA/DHA, zuivelvrije probiotica, vitamine D (laat u eerst testen), en het ondersteunen van glutathion door middel van precursoren (N-Acetyl, Cysteïne, Alfa Liponzuur, L-glutamine, Mariadistel, Centella Asiatica, vitamine C en selenium).

BELANGRIJKE WAARSCHUWING: N--cetyl Cysteïne past niet bij het geval van een candida infectie.

ONTSTEKING VERMINDEREN

Curcumine, EPA/DHA, Glutathion

METHYLATIEEN DETOX-ONDERSTEUNING

Folaat, B6 en B12 (laat eerst uw SNP's nakijken met een test als 23andMe)

LEKKENDE DARM ONDERSTEUNING

L-Glutamine, zink, L-Carnosine, DGL en probiotische voeding.

ALGEMENE VERTERINGSONDERSTEUNING

Verteringsenzymen, ossengal en hydrochloorzuur (HCl) (consulteer altijd een arts die bekend is met de dosering van HCl).

ALGEMENE VITAMINEN TER ONDERSTEUNING

Magnesium glycinaat, vitamine C.

BIJ DYSBIOSE, SIBO, PARASIETEN:

Specifiek bij SIBO: als een zetmeelvrije versie van het paleo auto-immuun protocol diet (A.I.P.) niet volstaat om de symptomen op te lossen (door SIBO-voeding te elimineren) is het raadzaam om antibiotica te gebruiken zoals Xifaxine en/of medicinale kruidenremedies.

BELANGRIJKE WAARSCHUWING: Hoewel kruiden vaak ingezet worden tegen gastro-intestinale infecties, zijn veel botanica in deze klasse om gist, bacteriën en parasieten te bestrijden potentiële stimulansen van TH1, en kunnen ze het best gebruikt worden onder toezicht van een geoefend arts die de onbalans in uw immuunsysteem kan doorgronden en aan u uitleggen. Gebruik deze supplementen niet zonder het toezicht van een ervaren arts die weet hoe uw immuunsysteem in elkaar zit, weet wat er zich in uw darmen afspeelt, de gepaste laboratoriumtesten afgenomen heeft en u kan helpen te begrijpen welke supplementen het beste werken om uw auto-immuunaandoening te genezen.

OVERSTAPPEN OP HET AUTO-IMMUUNPROTOCOL VANAF HET

STANDAARD WESTERSE DIEET (DE VIERDAAGSE OVERGANG)

Als u overstapt op het geavanceerde Paleo auto-immuun dieet vanaf het standaard Amerikaanse dieet (SAD), kunnen de volgende richtlijnen behulpzaam zijn.

OVERSTAPPEN OP HET AUTO-IMMUUN PROTOCOL VANAF HET STANDAARD WESTERSE DIEET
DE VIERDAAGSE OVERGANG

DAG 1   GEEN SUIKER OF ALCOHOL

Elimineer alle geraffineerde suikers en koolhydraten : dus alles met toegevoegde sucrose, fructose maissiroop, alcohol, taart, koekjes, snoep, gebakjes, bier, wijn, likeur. Geen drankjes met cafeïne, zoals frisdrank, koffie, of thee met cafeïne. Geen kleur- geur- of smaakstoffen of verpakte, houdbare of verwerkte voedingsmiddelen.

Maak gebruik van alle recepten in dit boek. Houd uw vochtbalans op peil met water, bouillon en groene smoothies.

Sporten: beweeg 30 minuten en neem een ontgiftingsbad, mediteer en ontspan.

DAG 2   GEEN ZUIVEL OF EIEREN

Elimineer alle voeding van Dag 1
Elimineer alle zuivelproducten en eieren:

Maak gebruik van de recepten in dit boek. Houd uw vochtbalans op peil met water, bouillon en groene smoothies.

Sporten: beweeg 30 minuten en neem een ontgiftingsbad, mediteer en ontspan.

DAG 3   GEEN GRANEN

Elimineer alle voeding van dag 1 en 2
Elimineer alle granen: tarwe, haver, gerst, rogge, spelt, et cetera evenals maïs, producten die van maïs gemaakt zijn en alles op de "granen om te vermijden"-lijst.

Maak gebruik van de recepten in dit boek. Houd uw vochtbalans op peil met water, bouillon en groene smoothies.

Sporten: beweeg 30 minuten en neem een ontgiftingsbad, mediteer en ontspan.

DAG 4   GEEN NOTEN, ZADEN, SOJA OF NACHTSCHADES

Elimineer alle voeding van dag 1, 2 en 3
Elimineer alle noten, zaden (en oliën en specerijen van noten en zaden), sojaproducten en alle nachtschades: tomaten, aardappels, aubergine, kruiden van nachtschades, et cetera.

Maak gebruik van de recepten in dit boek. Houd uw vochtbalans op peil met water, bouillon en groene smoothies.

Sporten: beweeg 30 minuten en neem een ontgiftingsbad, mediteer en ontspan.
Gefeliciteerd! U volgt nu het volledige auto-immuun protocol!

ONTGIFTEN TIJDENS DE OVERSTAP NAAR HET AUTO-IMUUN PROTOCOL

Voor iedereen die overstapt op het auto-immuun paleo sjabloon vanaf het standaard Westerse dieet, een op graan gebaseerd dieet, een glutenvrij dieet of zelfs het standaard paleo dieet: de volgende sectie van het boek geeft veel informatie over het verzorgen van uw lichaam tijdens de overstap.

ONDERSTEUNING BIJ ONTGIFTING
TIJDENS DE OVERSTAP NAAR HET AUTO-IMMUUN PROTOCOL

Iedereen die overstapt van het standaard Westerse dieet, een granenA gebaseerd glutenvrij dieet of zelfs het standaard Paleo dieet kan baat hebben bij deze extra ondersteuning tijdens de overgang naar het autoA immuun protocol.

ONTGIFTINGSBAD RECEPT
- 2 pond Epsom Zout plus
- 2 pond soda
- 10 druppels lavendelolie

ONTGIFTINGSBOUILLON
- 3 liter water
- 1 grote ui, in blokjes gesneden
- 2 gesneden wortels
- 1 kop daikon
- 1 kop rapen en koolraap, in grote blokjes gesneden
- 2 koppen gesneden groentes: kool, peterselie, bietjes, paardenbloemen, koriander, snijbiet of andere groentes
- 2 stelen selderij
- ½ kop kool
- plakjes gember van totaal 10 centimeter
- 2 tenen knoflook
- zeezout naar smaak

Doe alle ingrediënten tegelijkertijd in de pan en kook zachtjes gedurende 60 minuten. Laat afkoelen en zeef de groenten eruit. Uit dit recept kunnen ongeveer 8 kopjes; warm het op en drink 3 tot 4 kopjes per dag.

LEVERONDERSTEUNING
Probeer een shotje olijfolie en citroensap (één eetlepel van beide, gemixt met 1dl water)

VOEDING VOOR LEVERONTGIFTING
Proteïne, boerenkool, broccoli, sluitkool, bloemkool, spruitjes, bietjes.

SUPPLEMENTEN VOOR LEVERONTGIFTING
Mariadistel, glutathion en diens precursoren, L-Glutamine, L-Glycine en L-Cysteïne (NAC).

APPELAZIJN
1 eetlepel, verdund met 1 eetlepel water helpt de maag bij het produceren van zoutzuur en helpt bij het verteren van proteïne.

BIJ LICHAAMSPIJNEN, HOOFDPIJN EN CONSTIPATIE
mg Magnesiumglycinaat

ZACHTE LICHAAMSBEWEG
30 minuten wandelen per dag

STRESSREDUCTIE

Het reduceren van stress is een belangrijke factor bij het verbeteren van de balans van uw immuunsysteem en van uw algemene gezondheid. Ik heb gemerkt dat naast acupunctuur en massagetherapie, vooral lichaamsbeweging (in mijn geval zwemmen), yoga en meditatie me bewust gemaakt hebben van het feit dat ik zelf in staat ben om mijn zenuwstelsel en immuunsysteem te reguleren. Met name mindful ademhalen, bij yoga en tijdens andere activiteiten, helpt het zenuwstelsel in balans te brengen.

Visualisatie kan ook heilzaam zijn. In de Chinese medische Qi Gong therapie worden patiënten bijvoorbeeld geïnstrueerd om zich voor te stellen hoe het is om genezen te zijn, terwijl de behandelaar hetzelfde doet. Het gebruik van visualisatie kan een krachtige techniek zijn die het beoefenen waard is.

Ik raad u ook aan een goede yoga studio te vinden, een acupuncturist, een meditatiegroep, en al het andere te doen wat u kunt om stress buiten het lichaam te houden. Dagelijkse Epsom zoutbaden zijn een effectieve manier om stress te laten wegzakken.

DE 30-DAGEN ELIMINATIE CHALLENGE

BEGINNEN

Het geavanceerde paleo auto-immuun plan is ontworpen om zo snel mogelijk ontstekingen en intestinale permeabiliteit te verminderen door middel van specifieke dieetaanpassingen. Om uw immuun/ontstekingsreactie te kalmeren en de darmwand de kans de geven om te genezen, is het belangrijk dat de grootste boosdoeners uit het dieet worden gehaald, met name eieren, granen, alcohol, nachtschades, noten, zaden, peulen en zuivel gedurende tenminste 30 dagen. Dit is de eliminatiefase van het dieet.

Wanneer u eenmaal aan dit plan begint, zal de nadruk bij voeding liggen op onbewerkte, biologische en eiwitrijke voedingsmiddelen, die allemaal bijdragen aan een optimale vertering en immuunfunctie. U zult veel fruit en groenten eten die rijk zijn aan antioxidanten en ontstekingsremmend werken. De groenten en proteïne die u eet, zullen uw mineralen en aminozuren een steuntje in de rug geven, wat zal helpen bij het stabiliseren van de bloedsuikerspiegel en het versterken van uw bijnieren. Het wordt aangeraden om drie maaltijden per dag te eten zonder maaltijden over te slaan. Buiten het niet overslaan van maaltijden, is het eten van kleine porties proteïne bij elke maaltijd een goede manier om uw bloedsuiker te stabiliseren. Uw darmontsteking zal afnemen, en u zult rijkelijk nutriënten binnenkrijgen voor een gezonde intestinale microflora uit probiotische en gefermenteerde voeding. Voeg daar veel water en kruidenthee aan toe en u hebt een geweldige start gemaakt.

Over het algemeen wordt aangeraden om vlees van grasgrazende dieren te eten, wilde vis, veel groenten, gezonde vetten (uit zalm, makreel, kokosnoot, avocado en olijven) en gefermenteerd voedsel (zuurkool, kombucha, kokoskefir en kokosyoghurt), samen met veel water, groene smoothies en kruidenthee zonder cafeïne.

Leg de nadruk op orgaanvlees van goede kwaliteit (dus van grasgrazende dieren) en glycerinerijke beenderbouillon, eet en drink deze dingen minstens vijf keer per week. Probeer per week tenminste drie porties vis en/of schaaldieren binnen te krijgen, samen met een verscheidenheid aan groentes en zeegroentes (zoals bijvoorbeeld zeewier). Houd uw dagelijkse inname van fructose onder de 20 gram per dag.

U kan alle voedingmiddelen eten die op lijst van goede voeding staan, met uitzondering van de dingen waarvan u vermoed dat ze problematisch zijn voor u en niet bij uw constitutie passen. Probeer niet te denken aan wat u niet mag eten, maar concentreer u op wat u WEL kunt eten!

Na 30 dagen op dit dieet zult u markante verbeteringen merken in uw gezondheid: verminderde auto- immuunreacties, verminderde ontsteking in het lichaam, een toegenomen mentale helderheid, verbeterde spijsvertering, een beter humeur en meer energie. Iedere patiënt reageert anders op dit dieet en bij sommige patiënten duurt het langer voordat ze resultaten zien. Sommige mensen die met dit dieet beginnen, moeten het een jaar of langer streng volgen vóór het herintroduceren van potentiële probleemvoeding.

Als uw aandoening niet beter wordt met dit geavanceerde paleo auto-immuun protocol volgt, zult u verder onderzoek moeten doen naar andere aspecten die uw auto-immuunreacties aanwakkeren. Sommige patiënten moeten zich bijvoorbeeld laten nakijken op SIBO, dysbiose en/of FODMAP intolerantie, een mogelijke hormonale onbalans of blootstelling aan schadelijke chemicaliën.

Als uw auto-immuun symptomen terugkomen nadat u gestopt bent met het paleo auto-immuun protocol, kunt u altijd terugkeren naar het dieet om uw inflammatoire reactie te verminderen. Doe altijd navraag bij uw behandelend arts als u een opflakkering van de symptomen beleeft of nieuwe symptomen verschijnen.

De richtlijnen van het paleo auto-immuun protocol (A.I.P.) zijn in de volgende tabel in kaart gebracht.

RICHTLIJNEN VAN HET AUTO-IMMUUN PROTOCOL

Eet gefermenteerd voedsel zoals zuurkool, kokoskefir en yoghurt.

Eet fruit met een lage glycemische waarde en zetmeel-arme groentes.

Drink 8 glazen water inclusief groente- of beenderbouillon per dag.

Eet proteïnen van biologische, grasgrazende dieren en wilde vis.

Geen voeding van genetisch gemodificeerde organismen.

Eet vet van avocado's, kokosnoot en olijfolie.

Eet meerdere porties orgaanvlees per week.

Eet koolhydraten van fruit en groenten.

Mediteer tenminste 5 minuten per dag.

Drink elke dag groene smoothies.

Eet vezels uit sap en groentes.

Eet elke dag superfoods.

Geen nachtschades.

Geen fruitsappen.

Slaap 7-9 uur.

Geen granen.

Geen zuivel.

Geen eieren.

Geen wijn/alcohol.

Geen verwerkte voeding.

Geen maaltijden overslaan.

Geen geraffineerde suikers.

Geen muesli, granen of zaden.

Sport elke dag, liefst 30 minuten.

Geen gerookte of gezouten voeding.

Eet 5 porties beenderbouillon per week.

Geen noten, zaden of kruiden uit zaden.

Geen ibuprofen, aspirine, acetaminophen of naproxen.

Eet drie porties vis (rijk aan omega 3 vetzuren) per week.

Neem dagelijks een ongiftingsbad met Epsom zout en soda.

Kijk of u nood heeft aan spijsverteringsenzymen, HCl (maagzuursupplement) en appelazijn om vertering te verbeteren.

Geen peulvruchten (pinda's, bonen, linzen, erwten en sojabonen).

Een waarschuwing over voeding op de auto-immuun protocol lijst

Over het algemeen zijn deze voedingsmiddelen immunogeen, moeilijk te verteren, mogelijke stimulansen van bacteriële overgroei, dysbiose en/of dragen ze bij aan onbalans van de bloedsuikerspiegel. Als uw darmimmuniteit sterk is (geen overgroei, geen dysbiose, geen voedselreacties, en uw bloedsuikerspiegel in balans is, kunnen deze voedingsmiddelen met mate getolereerd worden.

GOEDE VOEDING EN TE VERMIJDEN VOEDING

Deze sectie bevat een lijst van goede voedingsmiddelen en van voeding die u beter uit uw dieet kunt elimineren. Zoals gezegd in het vorige hoofdstuk: concentreer u op de voeding die u WEL mag eten, in plaats van te blijven hangen bij de dingen die u niet meer mag eten. Houd in uw achterhoofd dat u op dit dieetavontuur gaat om uw gezondheid te verbeteren.

GOEDE VOEDING

FRUIT

Appels, abrikozen, Aziatische peren, bananen, bosbessen, bramen, boysenbessen, kersen, clementines, veenbessen, vijgen, guave, grapefruit, kiwi's, citroenen, limoenen, marionbessen, mango, meloenen, nectarines, sinaasappelen, papaja, perziken, peren, kaki's, pruimen, pluots, paardenbloemen, granaatappels, frambozen, aardbeien, mandarijnen en watermeloen.

GROENTES

Asperges, rucola, artisjok, avocado, artisjokharten, spruitjes, basilicum, bieten, bietgroenten, broccoli, zuring, pak soy, kool, wortels, bloemkool, selderij, knolselderij, snijbiet, cichorei, spruitkool, komkommer, radijsjes, het blad van paardenbloemen, venkel, groene kool, sperziebonen, jicama, koolrabi, prei, sla, mosterd, brandnetels, okra, uien, postelein, rode kool, sjalotjes, lente-uitjes, snijbonen, spinazie, zomerpompoen, waterkastanje, waterkers, rapen en courgette.

KOOLHYDRAATRIJKE VOEDING

Eikeltjespompoen, bieten, muskaatpompoen, bakbanaan, lotuswortel, zoete aardappels, taro en bataten.

PADDENSTOELEN

Kleine champignons, cantharellen, portobello's, bovisten, oesterzwammen, et cetera.

WILDE VIS

Kabeljauw, bot, haring, heilbot, heek, makreel, oesters, rode poon, zalm, schaaldieren, tonijn, sardientjes, rog, forel, et cetera.

VLEES

Rundvlees, buffel, bizon, kip, eend, emoe, gans, biologische ham en ander gesneden vlees (gluten- en suikervrij), vlees van grasgrazende schapen, varkensvlees, struisvogel, worst (zonder vulstoffen of nachtschades), kwartel, kalkoen, konijn, onbehandeld nitraat/nitrietvrij koud vlees en spek van grasgrazende dieren.

ORGAANVLEES EN BOTTEN

Beenderbouillon, lever, nieren en hart.

MELK EN YOGHURT

Kokosmelk en ongezoete kokosnootyoghurt.

VETTEN EN OLIEËN

Kokosolie, extra virgine olijfolie, rode palmolie, dierlijke vetten, avocado-olie, eendenvet en talg.

KOKOSNOOT

Kokosolie, kokosboter, kokosmelk, kokosroom, kokosaminos, kokos kefir, ongezoete kokosyoghurt en ongezoete kokosrasp.

DRANKJES

Bouillon, kokoskefir, vers gemaakt groentesap, gefilterd of gedestilleerd water, groene smoothies, kruidenthee, kombucha, waterkefir en mineraalwater.

THEEËN

Kruidentheeën: pepermunt, gember, citroengras, kamille, rooibos, lavendel, kaneel en Mariadistel.
Met mate: zwarte en groene thee.

GEFERMENTEERD VOEDSEL

Bietenkvas, wortels, komkommers, groene papaja, kombucha, kimchee, waterkefir, lacto-gefermenteerde groente en fruit zoals gefermenteerde bieten, augurken, gezuurde gember, gezuurde ongezoete kokosyoghurt, ongezoete kokoskefir (zonder op rijst of maïs gebaseerde bindmiddelen), zoute augurken en zuurkool.

SAUZEN

Appelazijn, balsamico, kokosazijn, vissaus van het merk Red Boat, kokosaminos en pruimenazijn.

KRUIDEN EN SPECERIJEN

Laurierbladeren, bieslook, kamille, kervel, kaneel, kruidnagel, koriander, dille, knoflook, gember, mierikswortel, citroengras, majoraan, oregano, peterselie, pepermunt, rozemarijn, salie, zeezout, munt, saffraan, sjalotjes, kurkuma, tijm en dragon.

ZOETSTOFFEN

Kaneel, munt en gember.

LET OP: Gebruik de volgende voedingsmiddelen met mate. Honing, ahornsiroop, molassestroop, ongeraffineerde rietsuiker en dadelsuiker.

VOEDSEL OM MET MATE TE NUTTIGEN

Over het algemeen zijn deze voedingsmiddelen immunogeen, moeilijk te verteren, stimulators van bacteriële overgroei, dysbiose en/of dragen ze bij aan het uit balans raken van de bloedsuikerspiegel. Deze voedingsmiddelen kunnen met mate getolereerd worden als uw darmen gezond zijn (geen overgroei, geen dysbiose, geen voedselallergieën en een gezonde darmwand) en uw bloedsuikerspiegel in balans is.

ZOETSTOFFEN

Honing, ahornsiroop, molassestroop, ongeraffineerde rietsuiker en dadelsuiker moeten met mate gebruikt worden, en helemaal niet bij dysbiose en/of SIBO fructose-intolerantie.

KRUIDEN

Piment, zwarte peper, kardemom, groenen en roze peper, jeneverbes, steranijs en vanillebonen kunnen de darmwand irriteren.

HOOG-GLYCEMISCH FRUIT

Druiven, watermeloen, mango, ananas, gedroogd fruit en de gedehydrateerd fruit kan dysbiose voeden en de bloedsuikerspiegel ontregelen. Over het algemeen wordt het aangeraden om uw fructoseconsumptie onder de 20 gram per dag te houden (dit kan variëren van 2 tot 5 stuks fruit, afhankelijk van de fruitsoort). Deze fruitsoorten zijn prima met mate ALS uw darmen gezond zijn zonder overgroei of dysbiose, u een stabiele bloedsuikerspiegel hebt en u fructose tolereert.

VOEDING OM TE VERMIJDEN

GROENTEN

Vermijd alle nachtschades. Dus aardappelen (maar niet zoete aardappelen), tomaten, rode en groene pepers, chilipepers, aubergine, cherrytomaatjes, paprika, jalapeñopepers, cayennepeper, pepers (Habanero, Anaheim, Serrano et cetera), gojibessen en ashwaganda.. Vermijd chilipepers in gedroogd poeder zoals paprikapoeder, chilipoeder, currypoeder, hete saus, Tabascosaus, salsa

FRUIT

Vermijd fruit uit blik.

VERWERKT EN INGEBLIKT VLEES

Bacon waar gluten, zuivel of conserveringsmiddelen aan toegevoegd zijn, koud vlees, gerookt/gedroogd/gezouten vlees en vis, en worst en vleesbereidingen waar zaadkruiden of nachtschades aan toegevoegd zijn.

VIS

Walvis, haai en zwaardvis. Gekweekte tilapia en zeewolf met mate.

NOTEN EN ZADEN

Vermijd alle noten en zaden, zoals amandelen, paranoten, koffie, cacao, cashewnoten, kastanjes, hazelnoten, macademianoten, pijnboompitten, pistachenoten, pompoenpitten, pecannoten, walnoten en zonnebloempitten.

ZADEN EN KRUIDEN OP BASIS VAN ZADEN

Anijs, annatto, zwarte komijn, selderij, koriander, canola, chia, dille, venkel, fenegriek, mosterd, nootmuskaat, maanzaad en sesam.

ZUIVEL

Boter, melk van koeien en andere dieren (geiten/schapen), kaas, cottage cheese, roomijs, room, ghee, mayonaise, zuivelvrije koffiemelk, sojamelk, wei en yoghurt.

VETTEN EN OLIËN

Vermijd alle verwerkte oliën, boter, margarine, mayonaise, arachideolie en bakvet.

BONEN EN PEULVRUCHTEN

Vermijd alle bonen, zwarte bonen, erwten, cashewnoten, kikkererwten, kidneybonen, limabonen, linzen, fava, miso, pinda's, pindakaas, sojabonen en sojaproducten.

SCHIMMELS

Vermijd medicinale paddenstoelen (zoals Shiitake, Maitake en Reishi).

SOJA

Sojamelk, sojasaus, tofu, tempeh, sojaproteïne en edamame.

DRANKJES

Alle drankjes met cafeïne, alcoholische drank, koffie, fruitsap en frisdrank.

SAUZEN

Barbecuesaus, bakkersgist en brouwersgist, chutneys, ketchup, relish, sojasaus en andere sauzen.

ZOETSTOFFEN

Vermijd witte en bruine suiker, agave, bruine rijststroop, maïsstroop, fructose, maïssiroop met een hoog fructosegehalte, ahornsiroop, stevia, Xylitol en rauwe groene stevia.

GRANEN

Amarant, gerst, boekweit, maïs (inclusief maïsmeel en popcorn), gebroken roggekorrels en roggebessen, durum en andere vormen zoals bulgur, emmer, farro, einkorn, gierst, haver, havermout, quinoa, rijst, rogge, sorghum, teff, triticale en rogge, evenals varianten zoals spelt en kamut.

GRAANPRODUCTEN

Brood, taart, cake, tortilla's, chips, crackers, koekjes, donuts, platte broden, muffins, noedels, pasta, pizza, pita, pannenkoeken, croissantjes, zetmeel, stroop en wafels.

GRAANACHTIGEN EN PSEUDO-GRANEN

Amarant, boekweit, lisdodde, chia, hanenkam, ganzenvoet, quinoa, kañiwa en acaciazaad.

VOEDINGSMIDDELEN DIE GLUTEN BEVATTEN

Barbecuesaus, bindmiddelen, bouillon, biergist, broodbeleg, sauzen, emulgatoren, vulstoffen, gom, hotdogs, proteïnen uit planten en groentes, ketchup, sojasaus, mout, smaakstoffen met mout, moutazijn, matzo, gemodificeerd zetmeel, mononatriumglutamaat, zuivelvrije koffiemelk, voorgemaakte saladedressing, seitan, conserveringsmiddelen, teriyakisaus en vleesvervangers of nepvlees (ook wel Textured Vegetable Proteïne of TVP genoemd).

GROENTEN

Bonen, inclusief erwten, linzen, soja en pinda's.

LECITINES

Vermijd noten, bonen, aubergines, aardappelen, tomaten, pepers, pinda's, pindakaas, soja, sojaolie et cetera.

ZUIVEL

Alle zuivelproducten, inclusief melk, room, en kaas van koeien, geiten, schapen et cetera.

EIEREN

Vermijd eieren en voedingsmiddelen die eieren bevatten (zoals mayonaise).

ALCOHOL

Vermijd alcohol.

BEWERKTE VOEDINGSMIDDELEN

Behandeld vlees, ingeblikte voeding, klaargemaakte sauzen, mayonaise, mosterd en suiker.

SUIKERS

Vermijd agave, bruine rijstsiroop, kokosnootsuiker, palmsuiker, maïsstroop, fructose, maïssiroop met een hoog fructosegehalte, rauwe groene stevia, stevia, witte of bruine suiker en Xylitol.

KRUIDEN OP BASIS VAN ZADEN

Anijs, annatto, komijn, selderij, cacao, koriander, dille, venkel, fenegriek, mosterd, nootmuskaat, maanzaad en sesam.

KRUIDEN OP BASIS VAN BESSEN EN FRUIT

Piment, zwarte peper, kardemom, groene en roze pepers, jeneverbes, steranijs en vanillebonen.

KOFFIE

Verwijder koffie gedurende 30 dagen uit uw dieet en voer het heel voorzichtig en terug in.

IMMUUNSTIMULATORS

Echinacea pupurea extract, astralagus, ashwaganda, bèta glucanen, chlorella, cafeïne, golden seal, druivenpitextract, lycopene, zouthoutwortel (behalve DGL), Melissa officinalis (citroenbalsem), Maitake, pycogenol, genisteïne, extract van pijnboomschors, panax ginseng, quercetine, Reishi, Shiitake, spirulina en wilgenschors.

GEFELICITEERD MET HET VOLBRENGEN VAN DE 30-DAGEN ELIMINATIEFASE: HIER ZIJN DE OPLOSSINGEN VOOR MOGELIJKE PROBLEMEN

De volgende voedingsmiddelen zijn opgenomen in het auto-immuun protocol (A.I.P.). Ze kunnen echter alsnog problematisch zijn voor sommige patiënten. Als u na dertig dagen weinig tot geen verbetering merkt, is het misschien nodig meer te experimenteren door de voeding in de lijst hieronder te elimineren.

FODMAPS EN FODMAP INTOLERANTIE

FODMAPs omschrijven de koolhydraten die in veel voedingsmiddelen voorkomen. FODMAP staat voor Fermenteerbare Oligo-, Di- en Monosacchariden en Polyolen (suikeralcohol).

FODMAP-intolerantie kan een kenmerk zijn van een tekort aan enzymen of een bacteriële overgroei in de dunne darm. Als de koolhydraten van FODMAPs slecht verteerd worden, voeden ze de slechte bacteriën (zie SIBO hieronder) die op hun beurt methaangas produceren en de oorzaak kunnen zijn van een opgeblazen gevoel, winderigheid, kramp, diarree en andere darmproblemen die meestal gediagnosticeerd worden als IBS (Irritable Bowel Syndrome, prikkelbare darmsyndroom).

Bacteriële overgroei die niet behandeld wordt, kan bijdragen aan lekkende darm en de inflammatoire/immuunreactie. FODMAP - intolerantie kan een indicatie zijn van een tekort aan enzymen, GLUT5, of een bacteriële overgroei en/of dysbiose, waarbij meer tests van een gekwalificeerd arts nodig zijn.

Als u symptomen hebt van IBS en u verbetert niet tijdens de strenge eliminatiefase van het paleo auto-immuun dieet, is het verwijderen van fruit met een hoog fructosegehalte gedurende dertig dagen de beste manier om te checken op een FODMAP-gevoeligheid. Als er nog steeds niets verandert, kunt u zich ook laten checken op SIBO. Als u deze voedingsmiddelen wilt herintroduceren in uw dieet, zorg er dan voor dat u de onderliggende oorzaak van uw FODMAP-intolerantie hebt aangepakt om symptomen te vermijden.

FRUITINNAME VOOR FODMAP INTOLERANTIE

Als u een FODMAP intolerantie hebt, wordt het aangeraden om fruit met een hoog fructosegehalte te vermijden (inclusief gedroogd fruit, kersen, appels en peren). Daarbij is het verstandig om andere porties fruit te beperken tot 20 gram fructose per dag.

FODMAPS IN HET PALEO PROTOCOL

Appels, artisjokken, abrikozen, asperges, avocado, bieten, bramen, broccoli, spruitjes, muskaatpompoen, kool, bloemkool, selderij, kokosboter, kersen, gedroogde kokosnoot, gedroogd fruit, kokosroom, kokosboter, kokosmeel, kokosmelk, venkel, knoflook, druiven, honing, prei, paddenstoelen, nectarines, okra, uien, peren, pruimen, kaki's, perziken, pluots, pompoen, radicchio en zuurkool.

SIBO VOEDINGSMIDDELEN IN HET PALEO PROTOCOL

Pastinaak, bataten, jicama, koolrabi, okra, zoete aardappel, taro, bakbanaan, artisjokken, lotuswortel, cassave, manioc, tapioca en yucca.

ANDERE VERDACHTE VOEDINGSMIDDELEN

Nadat uw lichaam de tijd heeft gekregen om te wennen aan het auto-immuun dieet, zult u waarschijnlijk genieten van een sterk afgenomen ontstekingsreactie en een betere immuunfunctie. Sommige patiënten moeten misschien nog op zoek naar andere voedselgevoeligheden en onderliggende oorzaken van spijsverteringsproblemen.

Het wordt niet aangeraden om voedsel met een hoog gehalte salicylaat, histamine of oxalaat te elimineren in de eliminatiefase. Als u echter na dertig dagen nog steeds symptomen vertoont, is het raadzaam om deze groep voedingsmiddelen te vermijden.

GEVOELIGHEID VOOR SALICYLAAT

Een gevoeligheid voor salicylaten kan meer ontstekingen in het lichaam doen ontstaan en is verbonden aan IBS, de ziekte van Crohn en colitis. Voedingsmiddelen met een hoog salicylaatgehalte zijn ook gekoppeld aan de volgende symptomen: jeukende huid, uitslag, maagpijn, misselijkheid en/of diarree, astma, andere ademhalingsmoeilijkheden zoals een aanhoudende hoest, hoofdpijn, zwellingen in de handen en voeten, weefselzwelling in de oogleden, het gezicht en/of de lippen (angio-oedeem), veranderingen in de huidskleur, vermoeidheid, pijnlijke, jeukerige, rode of brandende ogen, een verstopte neus of holteontsteking, geheugenverlies en slechte concentratie (ADHD), oorsuizen, depressie en paniekaanvallen.

VOEDING MET EEN HOOG GEHALTE SALICYLAAT IN HET PROTOCOL

Bessen, abrikozen, avocado, kersen, pruimen, groene olijven, andijvie, augurken, radijsjes, tangelo, mandarijnen, waterkastanjes, kokosolie, olijfolie, alle soorten gedroogd fruit, honing, dadels, druiven, sinaasappels en ananas.

HISTAMINE -INTOLERANTIE

Patiënten die een intolerantie voor salicylaat hebben, kunnen ook een intolerantie voor histamine hebben. Net zoals bij FODMAP intolerantie kan histamine -intolerantie een symptoom zijn van SIBO en/of dysbiotische bacteriën en/of een tekort aan enzymen.

In het geval van bacteriële overgroei scheiden de bacteriën histamine uit en het enzymsysteem dat histamine afbreekt raakt oververhit, wat resulteert in een allergische reactie die lijkt op een overgevoeligheid voor salicylaat (verstopte neus, uitslag, buikkrampen, misselijkheid, astma, een loopneus, jeukende huid, tranende ogen, vermoeidheid, hoofdpijn, geïrriteerdheid, maagzuur en angio-oedeem). Veel voedingsmiddelen die een hoog gehalte aan salicylaat hebben, hebben ook een hoog histaminegehalte.

HISTAMINERIJKE PRODUCTEN

Bacon, bessen, kruidnagel, kaneel, gedroogd fruit, gedroogde worst, gefermenteerde ham, gefermenteerd vlees, gefermenteerde worst, grapefruit, kombucha, limoenen, citroenen, vleesrestjes, makreel, spinazie, sardientjes, sinaasappelen, zuurkool, azijn, augurken, schaaldieren, ansjovis en ansjovispasta, bananen, vissaus, vispasta, druiven, varkensvlees, garnalenpasta, aardbeien, tonijn en mandarijnen.

OXALAATRIJKE PRODUCTEN

Voeding die een hoog gehalte oxalaat bevat kan aan pijn en ontstekingen verergeren.

VOEDING MET EEN HOOG GEHALTE OXALAAT IN HET PROTOCOL

Zoete aardappelen, andijvie, asperges, spruitjes, komkommers, selderij en bietjes, snijbieten en bietgroentes.

De volgende voeding met een hoog oxalaatgehalte zijn niet opgenomen in het auto-immuun protocol, dus u kunt ze misschien het beste maar helemaal weglaten of in ieder geval totdat uw gezondheid verbetert: amandelen, walnoten, cashewnoten, pecannoten, zonnebloempitten, sesamzaad, pinda's, pinto bonen, zwarte bonen, sojabonen, rogge, gierst, haver, maïs, aardappelen, thee, koffie en bier.

HET HERINTRODUCEREN VAN VOEDINGSMIDDELEN

Wanneer u een voedingsmiddel gaat herintroduceren in uw dieet, doe dat dan met één ding tegelijk, en wacht 72 uur om te zien of u een reactie krijgt (hoofdpijn, pijnlijke gewrichten, verminderde mentale helderheid, et cetera). Wacht tot alle symptomen verdwenen zijn voordat u een ander voedingsmiddel herintroduceert.

WAT KAN IK ALS EERSTE WEER ETEN?

Volgens dr. Sarah Ballantyne, ook bekend van het blog the Paleo Mom, is het verstandig om te beginnen met voeding die zo min mogelijk problemen kan opleveren, zoals eierdooiers, specerijen van zaden (geen nachtschades), zetmeelrijke groenten, zaden (behalve sesam), noten, boter van grasgrazende dieren en alcohol.

Daarna kunt u dingen toevoegen die gemiddeld reactiestimulerend zijn, zoals paprika, zoete pepers, aubergine, koffie, cacao, chocola, sesamzaad, cassave, yucca, manioc, gist, room van grasgrazende dieren en gefermenteerde zuivel van grasgrazende dieren. U kunt het beste eerst geitenmelk en daarna koemelk herintroduceren, omdat de meeste patiënten geitenmelk beter verteren.

De grootste boosdoeners moeten het laatst opnieuw geïntroduceerd worden. Dit zijn bijvoorbeeld het witte deel van eieren, chilipepers, NSAIDS en tomaten (die misschien maar beter voor altijd vermeden kunnen worden).

KRUISREAGERENDE EIWITTEN

Als u een intolerantie voor gluten hebt, zoals de meeste mensen met een auto-immuunaandoening, wees dan zeer voorzichtig met het herintroduceren (als dat al verstandig is!) van de volgende eiwitten: eiwitten in zuivel (caseïne, casomorfine, butyrofiline en wei), haver, bakkersgist en biergist, instant koffie, sorghum, gierst, maïs, rijst en aardappel. Deze voedingsmiddelen kunnen dezelfde antilichaam/ontstekings- reactie opwekken als gluten.

BELANGRIJKE WAARSCHUWING:

Omdat het herintroduceren van voeding uitgesproken reacties met zich mee kan brengen, is het belangrijk altijd uw arts in te lichten als u geëlimineerde voeding opnieuw in uw dieet wilt introduceren.

PROBLEMEN MET HET AUTO-IMMUUN PROTOCOL OPLOSSEN

De meeste patiënten hebben veel minder last van ontstekingen als ze het paleo auto-immuun protocol volgen. Over het algemeen verbetert hun spijsvertering en hun energieniveau, en gaan hun auto-immuunreacties merkbaar omlaag. Andere patiënten kunnen echter nog steeds last hebben van een slechte vertering van bepaalde voeding. In plaats van de handdoek in de ring te gooien en het hele protocol overboord te zetten, wil ik u aanmoedigen om uw symptomen te zien als een klinische aanwijzing voor verder onderzoek. Volg deze aanwijzingen tot u een antwoord vindt voor uw auto-immuunziekte .

Als u nog steeds last van uw symptomen hebt na het volgen van het paleo auto-immuun protocol, is het verstandig om uzelf de volgende vragen te stellen:

- Is het tijd om bloedonderzoek te laten doen om me te laten controleren op bloedarmoede, problemen met mijn bloedsuikerspiegel of verborgen infecties?
- Is het tijd om een spijsverteringsanalyse te overwegen?
- Heb ik SIBO die behandeld dient te worden?
- Heb ik lekkende darm, wat specifieke therapeutische supplementen behoeft?
- Zou ik kunnen overwegen om FODMAPs, voeding met een hoog gehalte histamine, salicylaat of oxalaat te vermijden?

- Zou ik dagelijkse supplementen kunnen toevoegen om te helpen bij het verminderen van ontstekingen en inflammatoire genexpressie?
- Moet ik mijn bloedsuikerspiegel in balans brengen, mijn bijnierfunctie ondersteunen, en/of ontgifting/methylatie ondersteunen?
- Is het tijd om mijn slaappatroon serieuzer te gaan nemen en een gezond dagritme te handhaven?

U kunt de onderstaande tabel bekijken om te besluiten welke volgende stap u gaat nemen in het bestrijden van uw auto-immuunziekte. Zoals eerder vermeld in dit boek, is het ook aan te raden om te werken met een ervaren arts om grondig te onderzoeken wat er aan de hand is met uw immuunsysteem.

De auto-immuun paleo methode
MOGELIJKE UITKOMSTEN
DE TOP DRIE ERVARINGEN NA HET VOLGEN VAN HET AIP PROTOCOL

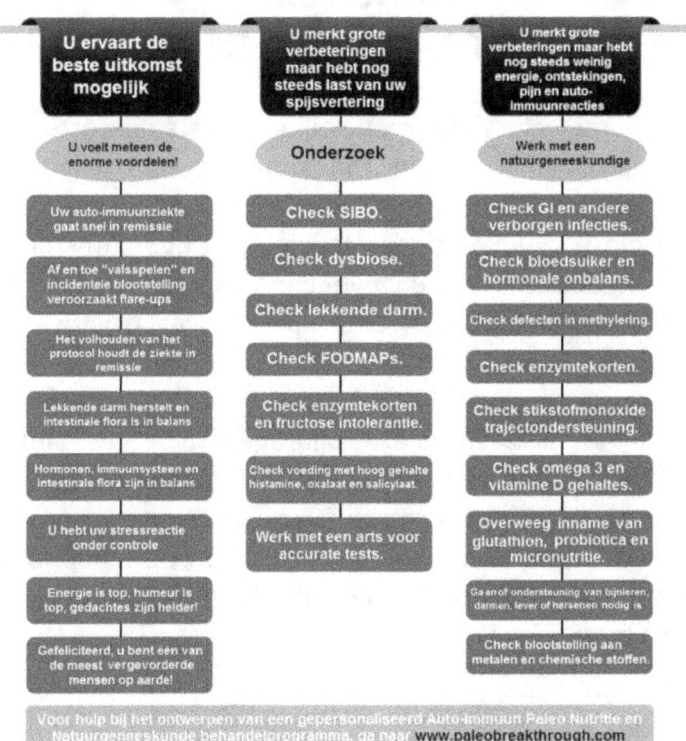

U ervaart de beste uitkomst mogelijk

U voelt meteen de enorme voordelen!

Uw auto-immuunziekte gaat snel in remissie

Af en toe "valsspelen" en incidentele blootstelling veroorzaakt flare-ups

Het volhouden van het protocol houdt de ziekte in remissie

Lekkende darm herstelt en intestinale flora is in balans

Hormonen, immuunsysteem en intestinale flora zijn in balans

U hebt uw stressreactie onder controle

Energie is top, humeur is top, gedachtes zijn helder!

Gefeliciteerd, u bent één van de meest vergevorderde mensen op aarde!

U merkt grote verbeteringen maar hebt nog steeds last van uw spijsvertering

Onderzoek

Check SIBO.

Check dysbiose.

Check lekkende darm.

Check FODMAPs.

Check enzymtekorten en fructose intolerantie.

Check voeding met hoog gehalte histamine, oxalaat en salicylaat.

Werk met een arts voor accurate tests.

U merkt grote verbeteringen maar hebt nog steeds weinig energie, ontstekingen, pijn en auto-immuunreacties

Werk met een natuurgeneeskundige

Check GI en andere verborgen infecties.

Check bloedsuiker en hormonale onbalans.

Check defecten in methylering.

Check enzymtekorten.

Check stikstofmonoxide trajectondersteuning.

Check omega 3 en vitamine D gehaltes.

Overweeg inname van glutathion, probiotica en micronutritie.

Ga na of ondersteuning van bijnieren, darmen, lever of hersenen nodig is.

Check blootstelling aan metalen en chemische stoffen.

Voor hulp bij het ontwerpen van een gepersonaliseerd Auto-Immuun Paleo Nutritie en Natuurgeneeskunde behandelprogramma, ga naar www.paleobreakthrough.com

WERKEN MET EEN ARTS DIE BEKEND IS MET NATUURGENEESKUNDE, PALEO PRINCIPES EN AUTO-IMMUUNZIEKTE

Werk met een natuurgeneeskundig arts die tests kan bestellen die relevant zijn voor auto-antilichamen, infecties, bloedsuiker en hormonale onbalans, dysbiose, bijnierstress, leverontgifting, intestinale permeabiliteit, glutengevoeligheid, kruisreagerende proteïnen, SIBO en slechte opname van fructose en lactose.

Als de factoren die bijdragen aan uw auto-immuunziekte eenmaal zijn geïdentificeerd, zal uw arts uw aandoeningen behandelen door middel van een verscheidenheid aan wetenschappelijk onderbouwde, non-farmaceutische methodes. Dit zal het volgende inhouden:

- Het aanpassen van uw dieet naar een meer gepaste paleo auto-immuun sjabloon.
- Het veranderen van uw leefstijl om uw gezondheid te verbeteren. Mogelijke veranderingen kunnen zijn het eten van een ontbijt, goede slaapgewoontes, fysieke activiteit, stressreductie, et cetera.
- Het suggereren van botanica of voedingssupplementen om uw gezondheid te verbeteren.

- Het gebruik van laboratoriumtests om de nodige natuurmedicijnen aan te raden.

Uw natuurgeneeskundig arts zal met u samenwerken bij het ontdekken van de onderliggende oorzaken van uw ontsteking. Het kan bij momenten misschien frustrerend als het erop lijkt dat u geen vooruitgang boekt, maar houd vol. Met geduld en doorzettingsvermogen en de kennis van een behandelaar die van deze problemen op de hoogte is, kunt u uw gezondheid op het goede spoor zetten.

CHECKLIST VOOR HET BEHANDELEN VAN AUTO-IMMUUNZIEKTE

Wanneer u werkt met uw natuurgeneeskundig arts, is hier een snelle checklist van dingen om te overwegen bij het behandelen van een auto-immuunziekte .

- Ondersteun regulatorische T-cellen met de volgende middelen: EPA/DHA, probiotica en vitamine D. Ondersteun ook glutathion met N-Acetyl Cysteïne, Alfa liponzuur, L-glutamine, mariadistel, Centella Asiatica en selenium.
- Zuiver uw lichaam van dysbiose en SIBO met antimicrobiële, anti-parasitaire, en/of antischimmel botanica en/of farmaceutica.
- Ondersteun het welzijn van uw darmwand met L- glutamine, zink, DGL en probiotisch eten.
- Voeg spijsverteringenzymen en maagzuursupplementen (zoutzuur ofte HCl) toe aan uw dieet tegen winderigheid en een opgeblazen gevoel.
- Verminder ontsteking met curcumine, EPA/DHA en glutathion.
- Ondersteun ontgifting en methylatiedoor middel van folaat, B6 en B12.
- Houd stress onder controle.
- Kalmeer ontstekingen.
- Eet meer planten.

- Check op FODMAPs en verborgen infecties.
- Eet eiwitten die voedingrijk zijn.
- Houd uw darmen gezond.
- Sport 30 minuten per dag.
- Slaap voldoende; 7 tot 9 uur per nacht.
- Stabiliseer uw bloedsuikerspiegel.
- Ondersteun uw bijnieren.
- Breng uw hormonen in balans.
- Mediteer.

Ten slotte, have fun! Zoals hiervoor gezegd, meer plezier en lachen in uw leven kunnen een kritieke rol spelen bij het verbeteren van uw algemene gezondheid. Natuurlijk is het niet leuk om een auto-immuunziekte te hebben, maar u kunt plezier scheppen uit het leren over uw lichaam en allerlei soorten nieuwe recepten uitproberen, terwijl u op weg bent uw auto-immuunaandoening te verbeteren.

HEERLIJKE A.I.P.-VRIENDELIJKE

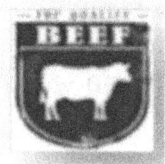

RECEPTEN

STEAK MET ASPERGES

Porties: 3

- Één steak van 500 gram
- Asperges
- Olijfolie
- Zeezout
- 2 takjes rozemarijn

Smeer alles in met olijfolie, gesneden rozemarijn en zout. Grill tot het gaar is.

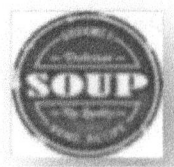

BEENDERBOUILLON

- 1 liter water
- 1 kilo runderbeenderen (of ossenstaart)
- 6 tenen knoflook
- 3 staken selderij
- 1 gesneden ui
- 1 eetlepel appelazijn
- 1 theelepel zeezout

otDoe alle ingrediënten in een pi en breng aan de kook. Zet het vuur lager en laat 8 uur sudderen. Laat afkoelen en zeef het om beenderen et cetera eruit te filteren. Bewaar in de koelkast en consumeer binnen enkele dagen.

RUNDERSTOOFPOT

Porties: 4-6

- 1,5 kilo rundsvlees
- 10 tenen knoflook, gepeld
- Zout naar smaak
- 1 laurierblad
- 1 ½ kop runderbouillon

- 8 koppen groenten, prei, wortels, selderij en uien.

NB: één kop is een inhoud van ongeveer 250 ml

Maak sneeën in het rundvlees en stop de knoflooktenen erin. Strooi zout over vlees. Snij groenten, doe alles bij elkaar in een pan en kook 4 uur op hoge temperatuur of 8 uur op lage temperatuur.

GROENTENSTOOFPOT

- 1 kop water plus ½ kop water (apart)
- 4 koppen gesneden uien
- 2 koppen dungesneden prei
- 1 ½ kop gesneden wortels
- 3 koppen daikon in blokjes (ongeveer 500 gram)
- 1 laurierblad
- 4 koppen courgette in blokjes (ongeveer 750 gram)
- ½ theelepel gemalen kaneel
- Mespuntje saffraan
- 4 tenen knoflook, gesneden
- 6 koppen snijbiet in blokjes (ongeveer 300 gram)
- ½ kop koriander
- 2 ½ theelepels zout (apart)
- 2 eetlepels vers citroensap

Doe alle ingrediënten in een stoofpan of slowcooker. Kook op de hoge stand gedurende 2 à 3 uur.

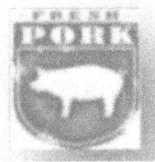

SATÉ VAN DE HAAS

Porties: 6

- 8 tenen knoflook, grof gesneden
- 1 eetlepel verse oregano, fijn gesneden
- 1 eetlepel verse tijm, fijn gesneden
- 1 eetlepel verse rozemarijn, fijn gesneden
- 1 theelepel zout
- ¼ kop balsamicoazijn
- ½ kop olijfolie
- 2 pond saté van de haas

Marineer het varkensvlees tot 24 uur in bovenstaande ingrediënten. Grill tot het gaar is.

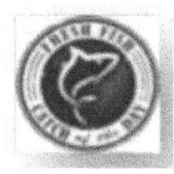

ZALM MET KNOFLOOK EN ROZEMARIJN

Porties: 2

- 2 zalmfilets
- 5 tenen knoflook, geplet
- Olijfolie (genoeg om de zalm in te bedekken)
- Gedroogde rozemarijn naar smaak
- Het sap van 1 citroen

Mix knoflook met dille, olijfolie, citroen, en bedek de zalm ermee. Grill tot het gaar is.

ZAKL MET GEMBER EN BROCCOLI

Porties: 4

- 1 broccoli in roosjes
- 2 eetlepels kokosolie
- zeezout
- 500 gram zalm
- ¼ bosje verse koriander
- 1 eetlepel gesneden gember
- 2 eetlepels kokosaminos.
- 1 eetlepel citroensap

Smeer de zalm in met de kokosolie, koriander, gember, kokosaminos en citroen. Grill in de pan tot het gaar is en serveer met gestoomde broccoli.

GEBAKKEN TILAPIA MET CITROEN EN VERSE KRUIDEN

Porties: 4

- 1 sjalotje, fijngesneden
- 4 tilapiafilets
- 4 theelepels olijfolie
- Zeezout
- 1 theelepel fijngesneden verse tijmbladeren
- ½ eetlepel gesneden peterselie
- ½ eetlepel verse koriander
- 1 theelepel zout
- Fijngeraspte schil van twee citroenen

Meng de kruiden met de olijfolie en het citroensap. Voeg de citroenschil toe en verspreid de helft van de saus over de vis. Bak de vis in een koekenpan gedurende 3 minuten. Draai de vis om, voeg de rest van de saus toe en bak nog 3 tot 5 minuten.

KIPSTOOFPOTJE

Porties: 6

- 1 kilo kipfilet
- 3 pastinaken
- 3 wortels
- 4 selderstengels
- 1 rode ui
- 10-12 hele tenen knoflook
- 80 ml kokosolie
- 250 ml kippenbouillon
- 1 theelepel verse salie
- Zeezout naar smaak

Stop alles in een grote stoofpan en laat 4 uur koken op hoge temperatuur.

GEGRILDE KIP-KOOL WRAPS

Porties: 2

- Zes koolbladeren, in de lengte in grote stukken gesneden (steel verwijderen)
- Wortel, komkommer, selderij (in repen gesneden)

- Handjevol koriander, heel of gesneden
- Avocado, in partjes gesneden
- 2 organische kipfilets, ingesmeerd met olijfolie, tijm en zeezout

Grill de kip, snij in reepjes en maak een wrap met knapperige groenten in de koolbladeren.

GEROOSTERDE KIP

Porties: 2-4

- 1 hele kip
- 1 limoen, uitgeperst
- ½ bosje koriander
- 3 groene uien, gepeld
- 6 tenen knoflook, gepeld
- 100 ml olijfolie
- 1 eetlepel kokosolie
- Zout

Snij en meng de ingrediënten en smeer over de kip. Doe in de oven op 200 graden gedurende 45 minuten.

PALEO PAILLARD

Porties: 5

- 5 kipfilets
- Zout naar smaak
- 125 ml kokosmeel

- 3 eetlepels olijfolie of kokosolie
- 250 ml kippenbouillon
- 3 eetlepels kappertjes, uitgelekt
- 4 takjes verse tijm

Smeer de kip in met olijfolie en zout, en doop daarna in kokosmeel. Leg de kip op een hete grillplaat en bak 3-4 minuten aan elke kant met kappertjes en tijm. Doe in een kookpan, voeg bouillon toe en laat 15 minuten koken.

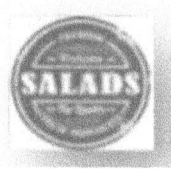

SUPERSONISCHE SALADE

Ingrediënten:

- 100 gram botersla
- 100 gram spinazie
- 50 gram jonge boerenkool
- Een handje peterselie (gesneden)
- Een handje basilicum (gesneden)
- Een handje gesneden wortel
- Een handje gesneden selderij

MEDITERRAANSE SALADE

Ingrediënten:

- 200 gram rode of groene bladsla, gesneden
- 200 gram gegrilde kip of lam, gesneden
- 100 gram gesneden komkommer
- 1 eetlepel gesneden rode ui
- 1 theelepel verse oreganoblaadjes

ASPERGE, RUCOLA EN KIP SALADE

Ingrediënten:

- 50 gram rucola
- 200 gram gegrilde kip, gesneden
- 5-6 asperges, gesneden in stukjes van 2 cm

GEMBER-VOCADO POWER DRESSING

Ingrediënten:

- 125 ml kokosolie of olijfolie
- 80 ml appelazijn
- 50 ml kokosaminos
- 125 ml water
- 2 eetlepels verse gember, geraspt
- 1 avocado

Mengen en over de salade gieten

BIJGERECHTEN

FANTASTISCHE BOERENKOOLCHIPS

Porties: 4

- 1 grote bos boerenkool, stelen verwijderd, bladeren gesneden
- Extra virgine olijfolie
- Zeezout naar smaak

Smeer de kool in met olijfolie, besprenkel met zeezout en bak op 180 graden gedurende 15 minuten. Laat afkoelen en geniet van deze geweldige snack!

GESMOORDE GROENTEN

Porties: 4

- 2 eetlepels kokosolie of olijfolie
- 2 kroppen sla/kool
- ½ gele ui, gesneden
- 3 tenen knoflook
- 350 ml bouillon (kip, groente of rund)
- Zeezout naar smaak

- 2 eetlepels appelazijn

Fruit de ui en knoflook tot ze goudbruin zijn, en voeg dan de groenten, het zout en de azijn toe. Bedek en laat de groenten sudderen gedurende 20 minuten.

ZOETE AARDAPPELFRIETJES

Porties: 4

- 3 middelgrote zoete aardappelen, gewassen en geschild
- 3 eetlepels kokosolie of olijfolie
- Zeezout naar smaak

Bedek zoete aardappelen in olie en zout. Verspreid over een bakplaat en zet in de oven op 220 graden gedurende 20 minuten.

GECARAMELISEERDE SPRUITJES

Porties: 4

- 500 gram spruitjes
- 3 eetlepels balsamico
- 3 eetlepels olijfolie

Fruit de spruitjes in olijfolie op een lage temperatuur tot ze beetgaar zijn. Zet het gas hoog en voeg de balsamico toe. Roer 30 seconden en voeg zout naar smaak toe.

NORI CHIPS

Porties: 1

- 3 nori vellen
- olijfolie
- zeezout naar smaak

Verwarm de oven voor op 180 graden. Snij de norivellen in vieren en leg ze op de bakplaat. Smeer in met olie. Voeg zout toe en naar smaak wat kruiden. Zet 15 minuten in de oven en laat afkoelen.

GEFRUITE BOERENKOOL

Porties: 4

- twee bossen boerenkool, bladeren eraf getrokken
- 2 tenen knoflook, fijngesneden
- 1 eetlepel olijfolie

Fruit de olijfolie totdat het goudbruin is, voeg kool toe en bak tot beetgaar.

GEMBERTHEE

- 1 liter gefilterd water
- 2 eetlepels versgeraspte gemberwortel
- 1 theelepel citroensap

Breng aan de kook. Zet het gas uit en laat 5 tot 10 minuten trekken. Voeg citroen toe en zeef het in een beker. De gember kan opnieuw gebruikt worden door meer water toe te voegen en opnieuw te verwarmen.

SNACKS

- komkommer met zeezout
- kruidenthee
- gemengd fruit
- kokosmelksmoothie met pruim, mandarijn, perzik, appel
- kokoswater kefir
- kokosyoghurt
- avocado met zuurkool
- geraspte wortel met daikon en nori
- beenderbouillon
- groentebouillon
- bakbanaanchips met avocado
- kokoschips

DESSERTEN

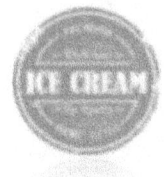

PALEO BESSENIJS

Porties: 4

- 1 bakje bosbessen of andere bessen
- 125 ml kokosmelk
- 1 theelepel vanille-extract

Mix alles met de staafmixer en zet in de vriezer.

FRAMBOZEN MET BALSAMICOAZIJN EN KOKOSMELK

Porties: 2

- 40 frambozen
- 2 eetlepels balsamicoazijn
- Kokosmelk

Giet de balsamicoazijn over de frambozen en laat 15 minuten intrekken. Overgiet met kokosmelk.

KOKOSYOGHURT

1. Verhit 250 ml ongezoete kokosmelk
2. Voeg ¼ theelepel yoghurtstarter toe. U kunt meer toevoegen als u een zeer stevige yoghurt wilt maken.
3. Giet het mengsel in uw yoghurtmaker en laat 12 uur fermenteren.
4. Laat 4 uur in de koelkast staan. Lekker met bosbessen!

SMOOTHIES

GROENE SMOOTHIES

- 1/2 bos kool of snijbiet, stelen wegsnijden
- 1 cm gember
- Bosbessen
- 1 liter water

Mix gedurende 5 minuten.

A.I.P. POWER SHAKE

- 1 banaan
- Bosbessen
- 1 cm gember
- 250 ml kokosyoghurt
- 125 ml kokosmelk

Mix gedurende 2 minuten.

OVER DE AUTEUR

Anne Angelone, gecertificeerd acupuncturist, Bachelor of Science, Cornell University

Master of Science, American College of Traditional Chinese Medicine

Lid van:

- Primal Docs

- The Paleo Physician's Network

- Dr. Kharrazian's Thyroid Docs

✦ Achtergrond ! ✦

Door mijn eigen ervaringen met Spondylitis Ankylopoetica ben ik begonnen met het bestuderen van de onderliggende mechaniek van de expressie van ziektes. Terwijl ik met mijn ziekte (die gerelateerd is aan een gen type genaamd HLA B-27) leerde omgaan, leerde ik ook hoe ik een lekkende darm kon identificeren en herstellen. Tijdens mijn ontdekkingen kwam ik erachter hoe inflammatoire genexpressie uitgezet kan worden door middel van voeding, supplementen, Qi, acupunctuur, sport, dieet en meditatie. Ik ben erg dankbaar voor het feit dat ik kan delen wat ik geleerd heb door jaren ervaring, onderzoek en training.

Mijn pad heeft me naar de acupunctuur geleid. Zo heb ik ook de kans gekregen om natuurgeneeskunde te bestuderen (Functional Medicine, ontwikkeld door Jeffrey

Bland), wat me geleerd heeft hoe ik de onderliggende oorzaken van ziekte moet onderzoeken.

Het genezen van mijn ziekte was mijn eerste prioriteit, dus ik heb hoog en laag gezocht naar de beste, meest efficiënte manier voor het detecteren van onderliggende oorzaken van mijn eigen auto-immuunreacties. Aanvankelijk stopte ik met het eten van gluten, zuivel en nachtschades, daarna begon ik met het herstel van mijn lekkende darm, het genezen van verborgen infecties, het in balans brengen van mijn hormoonspiegels, het eten van goede voeding en het aanvullen van glutathion.

Na een lange tijd en veel aanvullend onderzoek ontdekte ik dat een zetmeelvrij dieet beter paste bij Spondylitis Ankylopoetica, dus werd ik aangetrokken en geïnspireerd door de concepten en wetenschap van paleo voeding (geen granen, geen peulen). Ik heb ook veel geleerd van de scherpzinnige bevindingen over auto-immuniteit van Dr. Loren Cordain en Robb Wolf, die de eliminatie van eieren, noten, zaten, aardappelen en tomaten suggereerden. Deze sjabloon lijkt op wat Dr. Datis Kharazzian, een autoriteit op het gebied van natuurgeneeskunde en Functional Medicine, aanraadt in zijn darmreparatieprogramma. Ik heb deze dieetsjabloon gebruikt tijdens het volgen van Dr. Kharrazian's Repairvite programma en begon drastisch te verbeteren.

Kort daarna kwam mij ter ore dat onderzoekster Dr. Sarah Ballantyne melding had gemaakt van het feit dat kruiden en specerijen op basis van nachtschades of zaden ook potentieel irriterend zijn voor een lekkende darm, dysbiose en/of onbalans van de bloedsuikerspiegel. Toen ik deze specerijen uit mijn dieet elimineerde, merkte ik dat ik daardoor mijn ontstekingen verder kon beperken. Vervolgens werkte ik samen met dr. Ballantyne een lijst uit voor een geavanceerd A.I.P. met voedingsmiddelen die toe te voegen / te elimineren zijn, gebaseerd op wetenschappelijk onderzoek. We gaven aan of een bepaald middel een allergeen kan zijn, moeilijk verteerbaar is, bacteriële darmovergroei, dysbiose en/of suikerspiegelproblemen in de hand werkt.

Dit werk is belangrijk, omdat er tot nu toe nog geen gestandaardiseerde kennisbasis was voor de kruiden, voedingsmiddelen en samenstellingen die het ongebalanceerde immuunsysteem van mensen met een auto-immuunziekte stimuleren. We hebben in dit boek ook voedingsmiddelen meegenomen die potentieel problematisch zijn (dat wil zeggen, voeding die als reactiestarter gezien moet worden als patiënten niet verbeteren). FODMAPs en voeding met een hoog gehalte aan histamine, salicylaat en/of oxalaat moeten tot deze categorie gerekend worden.

Het voorkomen van de decennia van lijden, die gepaard gaan met auto-immuunreacties en inflammatie, is altijd mijn doel geweest. Ik heb mijn carrière als acupuncturist en natuurgeneeskundig arts gewijd aan het begrijpen van en het lesgeven over de reactiestarters van auto-immuunziektes en de natuurgeneeskundige oplossingen hiervoor.

Zegt het voort: er bestaat een simpele maar ingrijpende oplossing voor het stoppen van auto-immuunreacties – het gaat om het elimineren van reactiestarters, het oplossen van intestinale permeabiliteit (lekkende darm) en het kalmeren van inflammatoire genexpressie. Door deze belangrijke informatie door te geven aan anderen, kunnen we de onderliggende oorzaken van de chronische symptomen van mensen met een auto-immuunziekte behandelen.

Bezoek mijn website (www.paleobreakthrough.com) voor meer informatie of om me te contacteren.

Mijn dank gaat uit naar de leiders die me geïnspireerd hebben in de velden van Traditionele Chinese Geneeskunde, Functional Medicine, en Paleo Nutrition: Sarah Ballantyne, Ph.D., Eric Gordon, MD, Kevin Doherty, MS, L.Ac., Dr. Tom O'Bryan, Dr. Terry Wahls, Dr. Deanna Minich, Dr. Jeffrey Bland, Dr. Datis Kharrazian, Dr. Alex Vasquez, Dr. Mark Hyman, Dr. Alison Siebecker, Chris Kresser, MS, L.Ac., Diane Sanfilippo, BS, NC, Robb Wolf, Nora Gegaudas, Dr. Loren Cordain, Mat Lalonde, Ph.D., Dr. Alessio Fasano, Elaine Gottschall, Natasha Campbell McBride, Stephen Wright, en Jordan Reasoner.

Speciale dank aan Sarah Ballantyne, ook bekend als the Paleo Mom, voor haar steun, hulp en inspiratie bij het schrijven van "De auto-immuun paleo methode".

Met trots kan ik melden dat dit boek officieel is goedgekeurd door Dr. Ballantyne en The Paleo Approach.

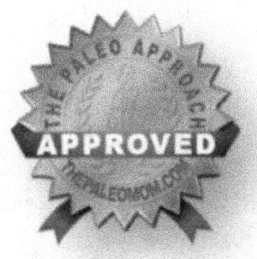

BRONNEN

ANDERE BOEKEN OVER AUTO--IMMUUNZIEKTES DOOR ANNE ANGELONE

- The FODMAP Free Paleo Breakthrough
- The Paleo Autoimmune Protocol

BRONNEN OVER AUTO---IMMUNITEIT

- The Paleo Approach
- The Paleo Approach Cookbook door Sarah Ballantyne, Ph.D.
- Dr. Ballantyne's website: ThePaleoMom.com
- Autoimmune, Clean Eating and You
- Autoimmune-Paleo.com
- The Autommune Paleo Cookbook door Mickie Trescott
- Practical Paleo door Diane Sanfilippo
- Chris Kresser's: Personal Paleo Code
- The Paleo Parents Pinterest page
- Dr. Datis Kharrazian's Brain and Thyroid Books
- Thepaleoplan.com
- CyrexLabs.com

The Paleo Approach: Reverse Autoimmune Disease and Heal Your Body door Sarah Ballantyne, PhD.

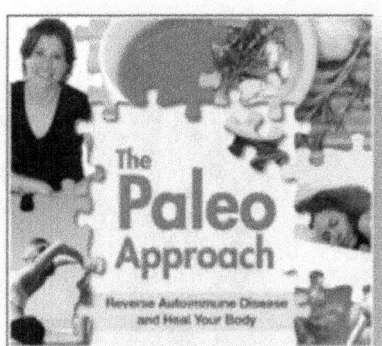

The
Paleo
Approach

Reverse Autoimmune Disease
and Heal Your Body